# がん薬物療法の看護

## すぐに学びたいケアのアレコレ

監 修

北里大学医学部新世紀医療開発センター
横断的医療領域開発部門臨床腫瘍学教授
**佐々木 治一郎**

和泉市立総合医療センター特別顧問
前 北里大学教授
**益田 典幸**

ヴァン メディカル

# 序

　がん薬物療法の視点で現在を表すなら,「がん薬物療法新時代」と言えると思います。進行がん患者さんに対する薬物療法は,この約30年で大きな進歩を遂げました。1990年～2000年の新規抗がん薬の臨床実装に始まり,2000年～2010年の分子標的治療薬の開発とその効果予測因子（バイオマーカー）の発見,2010年以降のコンパニオン診断とリンクした新規分子標的治療薬の登場と,がん腫・組織型・病期別による治療からバイオマーカー別の治療へと変化してきたのです。2015年以降,免疫チェックポイント阻害薬が幅広いがん腫で適応となり,我々がん診療に携わる医療者に,少数ながら進行固形がん患者にも長期生存を,場合によっては根治をもたらすかもしれないという期待を抱かせてくれました。今,我々は,進行がんでも治るという「夢想の薬」ではなく,真の「希望の薬」の登場を予感している状況なのです。

　一方で患者さんはどうでしょう。患者さんは,30年前からずっと,そして今も「根治」あるいは「完治」を望んでいます。がんというつらい束縛からの完全な解放を望んでいるのです。患者さんは,殺細胞性抗がん薬でも分子標的治療薬でも免疫チェックポイント阻害薬でも,その中間生存期間が延びることを望んでいるのではないと思うのです。どんなにつらくても治ることこそ,患者さんの望みなのだと思います。しかし残念ながら,まだその望みを我々はかなえてあげることができません。ほとんどの進行がんは治らないし,我々は治せない。その状況は,実は30年前も今も変わりません。治らないなら,せめて,患者さんがその人らしい生き方を全うし生き切れるように,我々は全力でケアを提供する必要があると思います。

　殺細胞性抗がん薬では,骨髄毒性を含む様々な副作用が生じます。また,分子標的治療薬の副作用は,それまでの殺細胞性抗がん薬とは全く異なります。さらに免疫チェックポイント阻害薬の有害事象に至っては,自己免疫疾患の知識が要求され,これらの治療が同時に存在する今の薬物療法は,もはや主治医ひとりでは対応できないような状況です。さらに,高齢化,妊孕性や就労,経済的な問題など,患者さんを取り巻く環境も急激に変化しています。これらすべてが,がん患者さんのケアの対象となる時代なのです。最高のケアを患者さんに提供するには,高い専門性を持つ最高のチームが必須となります。

　本書は,このがん薬物療法新時代において,薬物療法を受ける患者さんに,いつでもだれでも最高の全人的ケアを提供できるように,私が尊敬し常日頃頼りにしている北里大学病院の同僚たちの手を借りて制作しました。がん診療に関わる全国のがん診療チームのメンバー,特に患者さんのケアで悩んでいる看護師さんに少しでもお役に立てれば幸いです。

2018年9月
北里大学医学部新世紀医療開発センター横断的医療領域開発部門臨床腫瘍学
**佐々木治一郎**

## 執筆者一覧（執筆順・＊は監修者）

| | |
|---|---|
| 益田　典幸＊ | （現）和泉市立総合医療センター特別顧問・臨床研究センター長／（前）北里大学医学部呼吸器内科教授 |
| 佐々木治一郎＊ | 北里大学医学部新世紀医療開発センター横断的医療領域開発部門臨床腫瘍学教授 |
| 菅原　充広 | 北里大学病院薬剤部 がん薬物療法認定薬剤師 |
| 佐々木　徹 | （現）ささき内科・消化器内科院長／（前）北里大学医学部集学的がん診療センター消化器内科 |
| 西原　知枝 | 北里大学病院看護部 がん性疼痛看護認定看護師 |
| 番匠　章子 | 北里大学病院看護部 がん看護専門看護師 |
| 児玉美由紀 | 北里大学病院看護部 がん看護専門看護師 |
| 前田　景子 | 北里大学病院トータルサポートセンター医療ソーシャルワーカー |
| 伊藤えり子 | 北里大学病院看護部 |
| 高尾　真紀 | 北里大学病院看護部 がん化学療法看護認定看護師 |
| 望月　美穂 | 北里大学病院看護部 がん看護専門看護師 |
| 髙橋かおる | 北里大学病院看護部 がん化学療法看護認定看護師 |
| 水野佳都美 | 北里大学病院看護部 がん看護専門看護師 |
| 長田真由美 | 北里大学病院看護部 |
| 小園香奈子 | 北里大学病院看護部 がん看護専門看護師 |
| 青栁　秀昭 | 北里大学病院看護部 がん看護専門看護師 |
| 佐藤　美紀 | 北里大学病院看護部 がん看護専門看護師 |
| 小沢　　香 | 北里大学病院看護部 がん看護専門看護師 |
| 三津橋梨絵 | （現）北海道医療大学看護福祉学部看護学科臨床看護学講座／（前）北里大学病院看護部 がん看護専門看護師 |
| 師岡　恵子 | 北里大学病院看護部 がん看護専門看護師 |
| 佐藤　久子 | 北里大学メディカルセンター看護部 がん化学療法看護認定看護師 |
| 八柳　千春 | 北里大学病院看護部 がん化学療法看護認定看護師 |
| 片塩　　幸 | 北里大学病院看護部 がん性疼痛看護認定看護師 |
| 清宮　美詠 | 北里大学病院看護部 皮膚・排泄ケア認定看護師 |
| 伊藤　友恵 | 北里大学病院看護部 摂食・嚥下障害看護認定看護師 |
| 坂下智珠子 | 北里大学病院看護部 がん看護専門看護師 |
| 佐々木寿子 | 北里大学病院薬剤部 がん専門薬剤師 |
| 桑名　寿美 | 北里大学病院看護部 がん看護専門看護師 |
| 岩本　純子 | 北里大学病院看護部 がん看護専門看護師 |
| 白井　教子 | 北里大学病院看護部 精神看護専門看護師 |
| 近藤まゆみ | 北里大学病院看護部 がん看護専門看護師 |
| 千﨑美登子 | 北里大学病院看護部 がん看護専門看護師 |
| 猪井　章子 | 北里大学病院看護部 |
| 亀澤　有子 | 北里大学病院トータルサポートセンター 医療ソーシャルワーカー |

# 目次

**1 「がん薬物療法の看護」が，治療の成否を左右する！** 　　益田典幸　10

**2 「がん薬物療法の看護」ココが分かると，スキルが上がる**
- ① がん薬物療法の種類と目的　　佐々木治一郎　14
- ② がん薬物療法の適応となる患者とは？　　佐々木治一郎　16
- ③ ここまで来た個別化治療　　佐々木治一郎　19
- ④ Dose Intensity の保持と減量基準―治療完遂のためのさじ加減　　菅原充広　22
- ⑤ 実は重要な栄養管理　　佐々木 徹　24
- ⑥ がんの痛みに対するケア―痛みが軽くなれば，飛躍的に QOL も向上　　西原知枝　26
- ⑦ 薬物療法が効きにくくなってきたら　　番匠章子　28
- ⑧ がん患者自身による治療決定のサポートのために　　児玉美由紀　30
- ⑨ 医療をつなぐ―医療連携を円滑に行うために　　前田景子　32
- ⑩ 抗がん薬の取扱いは慎重に　　伊藤えり子　36
- ⑪ 医療者自身の抗がん薬曝露―事故から医療者自身を守るために　　高尾真紀　38

**3 がん薬物療法のワザを知る―レジメンが分かればケアの仕方がみえてくる**
- ① 頭頸部がん：Cmab ＋ RT 療法　　望月美穂　42
- ② 食道がん：DCF 療法　　髙橋かおる　44
- ③ 肺がん：アファチニブ単剤療法　　水野佳都美　47
- ④ 乳がん：ペルツズマブ＋トラスツズマブ＋DOC 療法　　長田真由美　50
- ⑤ 胃がん：CapeOX 療法　　小園香奈子　52
- ⑥ 膵がん：GEM ＋ nab-PTX 療法　　髙橋かおる　54
- ⑦ 胆道がん：GEM ＋ CDDP 療法　　髙橋かおる　58
- ⑧ 腎細胞がん：スニチニブ単剤療法　　青柳秀昭　60
- ⑨ 卵巣がん：TC ＋ BEV 療法　　佐藤美紀　62
- ⑩ 前立腺がん：DOC 単剤療法　　青柳秀昭　64
- ⑪ 大腸がん：FOLFOX ＋ Pmab 療法　　小沢 香　66
- ⑫ 急性骨髄性白血病（AML）：IDR ＋ Ara-C 療法　　三津橋梨絵　70
- ⑬-1 CD20 陽性びまん性大細胞型 B 細胞性リンパ腫：R-CHOP 療法　　高尾真紀　72
- ⑬-2 フィラデルフィア染色体陽性急性リンパ性白血病（ALL）
　　：JALSG Ph（+）ALL202 レジメン（成人）　　高尾真紀　75
- ⑭ 多発性骨髄腫：BD 療法　　師岡恵子　78

## 4 がん薬物療法の副作用管理―その治療を完遂させるためのコツ

### ① 突然現れる副作用―治療中に「あっ！」と思ったら
1 過敏反応・インフュージョンリアクション　　　　　佐藤久子　82
2 血管外漏出　　　　　　　　　　　　　　　　　　佐藤久子　85

### ② 予測される副作用―「その副作用管理なら任せて」と言えるようになるために
1 骨髄抑制・発熱性好中球減少症　　　　　　　　　高尾真紀　90
2 急性肺障害・間質性肺炎　　　　　　　　　　　　高尾真紀　92
3 悪心・嘔吐　　　　　　　　　　　　　　　　　　八柳千春　94
4 心機能障害・高血圧　　　　　　　　　　　　　　高尾真紀　97
5 疲労・倦怠感　　　　　　　　　　　　　　　　　片塩　幸　100
6 皮膚障害（皮疹／手足症候群）　　　　　　　　　清宮美詠　104
7 口腔粘膜障害・口腔粘膜炎　　　　　　　　　　　伊藤友恵　108
8 末梢神経障害　　　　　　　　　　　　　　　　　高尾真紀　110
9 爪囲炎　　　　　　　　　　　　　　　　　　　　清宮美詠　114
10 性機能障害　　　　　　　　　　　　　　　　　　佐藤美紀　116
11 脱　毛　　　　　　　　　　　　　　　　　　　　髙橋かおる　118
12 便　秘　　　　　　　　　　　　　　　　　　　　小沢　香　121
13 下　痢　　　　　　　　　　　　　　　　　　　　小沢　香　124

## 5 患者のために，繰り返す―分かってもらう患者指導
① 在宅治療を無理なく安全に行うために，説明すること　　　坂下智珠子　130
② 経口薬を用いる患者への指導　　　　　　　　　　　　　　佐々木寿子　132
③ すぐに病院に連絡すべき場合についてのアドバイス　　　　桑名寿美　134

## 6 患者・家族をほっとさせる一言―緩和相談・支援
① がん患者の体調に関わるフォローとアドバイス―身体的支援　　　岩本純子　138
② がん患者のこころに関わるフォローとアドバイス―精神的支援　　白井教子　140
③ がん患者の生活に関わるフォローとアドバイス―社会的支援／就労支援　近藤まゆみ　143
④ がん患者の環境に関わるフォローとアドバイス―ピアサポート　　師岡恵子　146
⑤ 家族の「喪失感」への対応―グリーフケア　　　　　　　　　　　千﨑美登子　148

## 7 チームで動くことの大切さ―医療をつなぐのに必要なこと
① 部署間での医療連携―最も身近な場所での「チーム医療」から始めよう　近藤まゆみ　152
② 職種間での医療連携―多職種間の連携をより密にするには　　　　　　猪井章子　156
③ 地域との医療連携―かかりつけ医，訪問看護ステーション，福祉施設などとの連携のために　亀澤有子　158

索　引　　　　　　　　　　　　　　　　　　　　　　　　　　　　160

# 1 「がん薬物療法の看護」が，治療の成否を左右する！

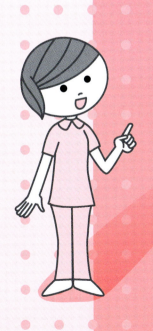

# 1 「がん薬物療法の看護」が，治療の成否を左右する！

　がん薬物療法は，外科手術，放射線療法と並ぶがん治療の三本柱のひとつである。しかしこの治療法が他の2つと決定的に異なるのは，局所のがん細胞をターゲットとしない点であろう。つまり，薬物療法とは局所治療が不可能ながんに対する治療法であり，その主な目的は（術前・術後の補助療法や，血液がんに対して行われる薬物療法などのように根治を目的とする場合もあるとはいえ）患者の延命である。

　したがって，薬物療法を受ける患者の多くは，身体的・精神的，そして社会的な生活が経時的に脅かされていくという経過をたどることになるが，我々医療者の職責は，がんに罹患された方々や，そのご家族に可能な限りの良質な時間，満足，そして希望を提供していくことである。

　薬物療法の成功を阻む要因は様々あるが，その最たるものは何と言っても「副作用」であろう。薬物療法はその性格上，がん細胞を「叩く」ために可能な最大限の用量で薬剤を投与する一方で，患者の安全を念頭に置き，QOL を低下させない治療を行うこと，という相反する条件を両立させることが求められる。

　このため，医師は薬剤の特徴と患者の体質や体調などの条件を慎重に検討して，それぞれの患者に最適な薬物療法を施行する。しかし治療が良好な経過をたどっている場合ですら，治療中にはさまざまな副作用を伴うのが一般的である。

　近年，薬物療法の発展とともにその支持療法の研究も進んできた。その結果，多くの副作用は予防・軽減が可能なものとなり，早期に副作用の兆候を発見できれば，適切な処置によって通常量での薬物療法を継続することができるようになっている。しかし兆候の発見が遅れ，ひとたび重篤な副作用が発現してしまうと，その対応として薬剤の減量や休薬，最悪の場合は薬物療法の中止が必要となるが，これらの措置をとることは期待される抗腫瘍効果が得られなくなることを意味する。そして副作用が治まらない時には，最終的に貴重な治療法のひとつを失うばかりか，患者に重大なダメージをもたらす事態にまで進展する可能性すらある。

　よって，医療者は薬物療法を成功させるため，治療を受ける患者の状態—特に副作用の発現など—に常に注意を払う一方，患者自身や家族にも，治療に伴う体調の変化に関する情報や対応について説明し，「安全かつ効果的に薬物療法を完遂させる」ためのあらゆる努力を行うことが求められる。

　薬物療法の施行にあたっては，各専門分野の医療者がチームを形成して患者の治療に臨むが，その成否に関わる最も重要なポイントを「副作用を早期のうちに発見し，適切な対応を行うこと」とするならば，看護師はその最も重要な役割を担っている職種ということになる。

　看護師はその扱う疾患に関わらず，患者と接する時間が非常に長い。このことは，日常業務の中での「気づき」の機会が，他の職種に比べて格段に高いことを意味する。薬物療法のフィールドでは，副作用の兆候を敏感に察知し，チームに患者情報を素早くフィードバックできる看護師こそが「患者の治療機会」と「患者の QOL」を守る主役だと考えている。今，目の前の患者が受けている「がん薬物療法」の成否を決めるのは，看護師の方々の行動にかかっているのだと言っても過言ではない。

　ここまで，薬物療法に伴う副作用を一例として挙げ，看護師の方々の業務の重要性を述べてきたが，看護師の役割はもちろんそれだけではない。

もうひとつの例として，筆者がかつて所属していた大阪府のある病院の事例を紹介する。同院は1990年代，米国の一流誌に肺がんの治療成果を何篇も発表しているような，世界でも有数のがん治療の専門病院として知られる施設であるが，ここに知識量の豊富な1人のがん看護専門看護師が赴任したと思って頂きたい。同院における高いがん治療のレベルは，際立った技能を持つ医師をはじめとする医療スタッフによって支えられており，もちろん看護師の方々も相当に高い技能を持っていると認められていた。ところが，この看護師の着任後，ただでさえ高かった看護の水準がさらに引き上げられ，同院のがん治療のレベルは目を瞠るほどドラマチックな向上を遂げた。この看護師はインフォームドコンセントの補助など，看護のフィールドから「自分たちのできること」に対して積極的に介入し，さらなる看護の質の向上に努めていたが，その姿勢がいつの間にか他の看護師にも波及し，病院全体における「がん治療」の質の飛躍的な向上という結果となって結実したわけである。

　これは，全てが良い方向に向けて動いた「正のスパイラル」ともいうべき事象であるが，たった1人の看護師の力でも病院全体の姿勢を変えることが可能であることを如実に示した好例といえよう。

　このように，つらい状況に置かれている患者に対して，目的意識と責任感を持った看護師がさまざまなケアを行い，その行動が連鎖的に他の看護師にも広がって施設全体の治療レベルが向上すれば，それが直接治療（この場合は薬物療法）の成功に寄与し，最終的に患者に大きな満足感と希望を提供することにつながるのである。

　薬物療法に携わる看護師は何に気をつけ，何をすればよいのか？その疑問に対する答が，本書の各項目で詳しく述べられている。是非，これらの内容を日常のがん看護の業務に活かして頂きたい。

【益田典幸】

# 2 「がん薬物療法の看護」ココが分かると,スキルが上がる

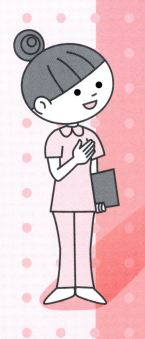

## 2「がん薬物療法の看護」ココが分かると，スキルが上がる

# ①がん薬物療法の種類と目的

 **ポイントはコレ！**

☞ がん薬物療法に用いる薬剤には，3つの種類がある。
・殺細胞性抗がん薬
・分子標的治療薬（免疫チェックポイント阻害薬を含む）
・内分泌療法薬（ホルモン薬）

☞ がん薬物療法には，目的別に3つの種類がある。
・根治を目的とする集中治療的薬物療法
・根治を補助する補助化学療法
・延命とQOL維持・向上を目指す姑息的薬物療法

### あらためて考えてみよう！知っていますか？「がん薬物療法の定義と薬の種類」

「がん薬物療法」[1]とは，具体的には殺細胞性抗がん薬，分子標的治療薬，内分泌療法薬を用いた治療の総称である。近年，開発が急速に進み臨床導入された免疫チェックポイント阻害薬は，その開発手法が分子標的治療薬そのものであることから分子標的治療薬に分類されているが，今後様々な免疫関連薬剤の開発が予想されるため，免疫療法薬は分子標的治療薬から独立し，薬物療法を担う4つ目の柱として記載されるようになるかもしれない（表1）。

がん細胞は正常の細胞に複数の遺伝子異常が生じて発生するが，その結果として共通の特徴（悪性細胞としてのふるまい），すなわち無限増殖，血管新生，浸潤・転移，免疫回避などの生物学的特徴を有する。殺細胞性抗がん薬は，合成化合物や天然化合物から単純に正常細胞と比較してがん細胞の増殖をより効率的に止めるような物質を探してくる方法で開発された。一方，分子標的治療薬は，がん細胞の特徴と深く関連する分子の発現や機能を阻害する物質をデザインする形で開発されてきた。両者は元々治療薬開発の戦略が異なるため，その効果や副作用も薬剤ごとに多様である。内分泌療法薬はホルモン依存性に増殖能を持つ腫瘍に適応され，その多くは男性ホルモン・女性ホルモンの働きを阻害する。したがって，ホルモン作用の低下が副反応として生じる。免疫チェックポイント阻害薬は，腫瘍免疫から逃れるために自己免疫防止機構である免疫チェックポイントを利用（悪用）するがん細胞に対し，そのメカニズムを阻害することにより腫瘍免疫を回復させるという治療法である。当然，自己免疫反応が副反応として生じる。このように，薬物療法は，使用する薬剤によって多種多様な副反応，つまり薬剤の有害事象を許容する治療であり，その使用には科学的根拠に基づく明確な目的が必要である。

表1　がん薬物療法に用いる薬剤の種類

|  | 代表的な作用機序別分類 | 代表的な薬品名 |
| --- | --- | --- |
| 殺細胞性抗がん薬 | アルキル化薬，代謝拮抗薬など | シクロホスファミド，シスプラチン，ゲムシタビンなど |
| 分子標的治療薬 | キナーゼ阻害薬，血管新生阻害薬，免疫チェックポイント阻害薬など | ゲフィチニブ，ベバシズマブ，ニボルマブなど |
| 内分泌療法薬 | 抗エストロゲン薬，抗アンドロゲン薬など | タモキシフェン，フルタミドなど |

表2　がん薬物療法の目的

|  | 呼　称 | 代表的な対象がん腫 |
| --- | --- | --- |
| 根　治 | 集中治療的薬物療法 | 白血病，胚細胞腫瘍 |
| 根治の補助 | 術前・術後補助化学療法<br>化学放射線療法 | 切除可能非小細胞肺がん（Ⅱ・Ⅲ期），局所進行食道がん |
| 延命とQOLの維持・向上 | 姑息的薬物療法 | Ⅳ期肺がん，Ⅳ期大腸がん |

## いまさら訊けない，がん薬物療法の目的

　薬物療法の目的は，がんの種類やその進行具合（病期）により異なる。実地臨床における患者の治療目的を把握するには，その患者のがん腫・病期の一般的標準治療（ガイドライン治療）と個別のキャンサーボードの内容を十分理解する必要がある。薬物療法の目的は，表2のように3つに大別できる。

①血液腫瘍や胚細胞腫瘍のように，薬物療法が根治的な治療の中心（主体的治療）である場合。この場合，薬物療法は集中治療的に行われ，用量やスケジュールの厳格な管理が必要である。看護の目標も，QOLの維持・向上だけでなく，治療の完遂をサポートする必要がある。

②局所進行の固形がんにおける手術療法や放射線治療など，根治的治療の補助を目的とする治療。手術の場合は術前・術後補助化学療法が，放射線治療の場合は同時あるいは逐次化学放射線療法がこれにあたる。患者，医療者の双方にとって，治療についての正確なエビデンスの理解と十分な意見交換は非常に重要である。医療者は，「今までのエビデンスでこの補助治療がどのくらい根治率を上げるのか？」⇒「その際の副作用はどの程度なのか？」⇒「その患者の生き方にその決断が見合っているのか？」などを考えながら患者と対話し，治療目的を明確にしたうえで治療を選択すべきである。

③進行がんにおける姑息的な治療。この場合の薬物療法の目的は生存期間の延長，つまり延命とQOLの維持・向上である。根治を目指す治療ではないという共通認識が医療者と患者の双方に必要であり，延命の持つ意味すなわち延命することでどのように生きていきたいのかをお互いに話し合う必要がある。治療に伴う副作用で生じるQOLの低下と，がんが進行によって現れてくるQOLの低下を考慮し，治療ごとにどちらが優勢になるかを的確に予想する必要がある。

【佐々木治一郎】

文　献
1）日本臨床腫瘍学会編：新臨床腫瘍学　改訂第4版．南江堂，東京（2016）

## 2「がん薬物療法の看護」ココが分かると，スキルが上がる

# ②がん薬物療法の適応となる患者とは？

**ポイントはコレ！**

☞ がん薬物療法の適応を決める一般的指標はこれだ！
　①がん腫　／　②病期　／　③年齢　／　④PS　／　⑤合併症
☞ がん薬物療法の適応を決める患者個別の指標。
　①治療の場（入院か通院か）　／　②自己負担費用　／　③妊孕性　／　④就労
☞ 治療の説明はSHAREを使って，目的を共有し，サポート情報を加えることがコツ。

## がん薬物療法の適応はどのように決められているのでしょうか？

　ここで言う「がん薬物療法の適応」とは，単に薬物療法を行う／行わないの判断だけでなく，複数ある薬物療法レジメンからどの治療法を選択するかということも含む。分子標的治療薬や免疫チェックポイント阻害薬の適応については次項に譲り，ここでは殺細胞性抗がん薬を中心とする薬物療法の適応について述べる。

　薬物療法の適応に大きく関係するのは，その薬剤や治療法が開発された際に行われた臨床試験の対象（研究対象者）の選定条件である。臨床試験の対象の選定は，がん腫，病期，年齢，PS（performance status），など様々な適格条件と高リスクとして認識される合併症などの除外条件により調整されている。多くの施設，特にがん診療連携拠点病院では，薬物療法レジメンの監査が行われており，エビデンスやガイドラインに基づき病院全体で適応を適正化している。以下に，薬物療法の適応に関する主要な指標について簡単に解説する。

①**がん腫**：最も基本的な適応条件である。その薬剤の適応がん腫が添付文書上問題ないかどうかが重要であるが，組み合わせる薬剤により推奨されない場合があるので，各がん腫のガイドラインなどを参考にレジメンごとに確認する必要がある。さらに，今後はがん腫の枠を越えて，ドライバー遺伝子変異などのバイオマーカーに基づくがんに対する新薬の開発が進められている。つまり，臨床試験の段階では選択基準からがん腫が除かれ，バイオマーカーが陽性であれば適格となる。そのように開発された新薬では，実地臨床における患者選択もがん腫に関係なくそのバイオマーカーが陽性であるものということになるであろう。

②**病　期**：進行がんに適応がある薬剤であっても，術後補助化学療法には適応がない（適用外使用と判定される）薬剤もあるため，ガイドラインや添付文書などでの確認が必要である。

③**年　齢**：がん腫によっては，高齢者に対する臨床試験結果などをもとに，同じ病期であっても推奨される薬物・レジメンが異なる場合がある。例えば，Ⅳ期非小細胞肺がんの場合，分子標的治療薬・免疫チェックポイント治療薬の対象とならない患者に対しては，75歳未満と以上で標準治療が異なり，高齢

### 表1　ECOGのperformance status（PS）[1,2]

| スコア | 定義 |
|---|---|
| 0 | 全く問題なく活動できる。発病前と同じ日常生活が制限なく行える。 |
| 1 | 肉体的に激しい活動は制限されるが，歩行可能で，軽作業や座っての作業は行うことができる。<br>例：軽い家事，事務作業 |
| 2 | 歩行可能で自分の身の回りのことはすべて可能だが作業はできない。<br>日中の50％以上はベッド外で過ごす。 |
| 3 | 限られた自分の身の回りのことしかできない。<br>日中の50％以上をベッドか椅子で過ごす。 |
| 4 | 全く動けない。自分の身の回りのことは全くできない。<br>完全にベッドか椅子で過ごす。 |

出典：Common Toxicity Criteria, Version 2.0 Publish Date April 30, 1999
　http://ctep.cancer.gov/protocolDevelopment/electronic_applications/docs/ctcv20_4-30-992.pdf
　JCOGホームページ http://www.jcog.jp/

者では殺細胞性抗がん薬の単剤治療が推奨されている。

④ **PS**：PSとは医療者が主観的に判断する患者の活動性の指標であり，薬物療法の適応を考える際の最も重要な指標である（表1）[1,2]。特に緩和的治療として薬物療法が選択される場合，その対象者（患者）の全身状態によっては，かえって死期を早めたり（治療関連死亡），QOLを著しく損ねたりする場合がある。したがって，延命やQOLの維持・向上を目的とする進行がん患者対象の臨床試験では，その患者選択に必ずPSが含まれ，多くの場合PS 0〜1，より副作用が軽い薬剤の場合でもPS 2までが対象となる。つまり，PS 3〜4の患者に対する薬物療法は，ガイドラインなどで推奨されるごく限られたがん腫・病期に限られていることを知っておく必要がある。

⑤ **合併症**：主に薬物療法の適応にならない，いわゆる除外条件として重要な指標となる。多くの薬剤で共通に適応除外または慎重投与の扱いとなっている合併症としては，間質性肺炎，コントロール不良の糖尿病，免疫不全状態，慢性の活動性の感染症，腎機能低下・腎不全，肝機能低下・肝不全，心機能低下・心不全などである。一方，使用される薬剤の特徴的な副作用により，除外される合併症もある。代表的なものとして，血管新生阻害薬（ベバシズマブやラムシルマブなど）では，血栓塞栓症や出血がある場合，適応外と判断されることが多い。免疫チェックポイント阻害薬においても，活動性のある自己免疫性疾患は使用するにあたり慎重な対応が必要である。

##  目の前の患者に対するがん薬物療法の適応は教科書通りなの？

　添付文書やガイドラインに記載のある適応条件に合致すれば，すべての患者に標準的な薬物療法を施行してよいのか？あるいは，合致しなければ，その治療は目の前の患者に適応してはいけないのか？これは，非常に難しい判断であり，結論から言うとケース・バイ・ケースということになる。根治を目指す集中治療的薬物療法においては，PS低下の原因となる症状もその治療対象となるがんそのものから生じているため，積極的に治療を行うことで症状がとれ，PSが改善し，さらに根治を目指す治療を継続できるという正（生）のサイクルに導くことが可能である。一方，延命やQOLの維持を目指す姑息的治療においては，適応条件に合致しているからといって短絡的に標準治療を施すことで，重篤な副作用や無効（病気の進展）

表2　SHAREプロトコル[3]

| **S**upportive environment | 支持的な場の設定 |
| --- | --- |
| **H**ow to deliver the bad news | 悪い知らせの伝え方 |
| **A**dditional information | 付加的な情報 |
| **R**eassurance and **E**motional support | 安心感と情緒的サポート |

により，よりQOLが低下し，結果として延命どころか早期に死亡してしまうという負（死）のサイクルに陥る場合がある。姑息的治療の場合は，標準的な適応条件を満たしていても，その副作用のプロファイルや合併症（除外条件には該当しないが患者の生活に問題となる合併症）なども勘案して，場合によっては薬物療法より症状緩和を優先する方がより延命効果が得られる場合があることを認識しておく必要がある。さらに最近では，治療の場（入院治療か外来通院治療か），治療にかかる自己負担額，妊孕性，就労など，治療が大きな影響を与える患者の社会生活に対する支援も必要である。これらすべてを鑑み，目の前の患者に最も適切な薬物療法の適応を決めることは至難の業である。このような難しい判断は，本来ならば医師ひとりが担うべきでなく，治療に関わるオンコロジーチーム全体で考えるべきであり，患者ひとりひとりに対する他職種メンバーによるキャンサーボードで決定することが望ましい。

##  患者にどう話す？分かりやすい「がん薬物療法」の説明

　薬物療法の目的が明確であり，他職種メンバーによるオンコロジーチームでの合議の結果，治療方針として薬物療法が選択された場合，患者にどのように説明すべきであろうか？病名告知も含めて，薬物療法の説明のスタイルについては，悪い知らせを伝えるコミュニケーションスキルであるSHAREプロトコル（表2）[3]に基づき実施されるべきである。薬物療法自体，患者・家族にとってその後の生活に多大な影響を与える大きなイベントであり，その説明は「悪い知らせ」そのものであることを説明者は認識しておかなければならない。そのうえで，説明の場にふさわしい環境を準備し，真摯な態度で，必要な情報を分かりやすく的確に伝え，同時に患者・家族の思いや希望を十分に聞き出す必要がある。さらに，職業や趣味，子育てなど，今までの患者の生活の様子をできるだけ把握し，今後の治療が今までの患者の生活をどの程度可能にするかを説明する必要がある。今後の生活において，薬物療法が患者にマイナスの影響を与える可能性があるなら，それを最小限にするサポートが必要であり，そのサポートに関する情報提供も必ず行うべきである。これら一連の説明は，薬物療法に携わる主治医ひとりでは困難である。治療そのものと同じように，薬物療法の説明も他職種のチームでしかも複数回行うのが望ましい。

【佐々木治一郎】

## 文献

1) Common Toxicity Criteria, Version2.0 Publish Date April 30, 1999（http://ctep.cancer.gov/protocolDevelopment/electronic_applications/docs/ctcv20_4-30-992.pdf）
2) JCOGホームページ（http://www.jcog.jp/）
3) Fujimori M et al：Effect of Communicaton Skills Training Program for Oncologists Based on Patient Preferences for Communication when Receiving Bad News：A Randomised Controlled Trial．Journal of Clinical Oncology 32（20）：2166-2172（2014）

## ③ここまで来た個別化治療

### ポイントはコレ！

☞ ホルモン感受性がんに対するホルモン治療は個別化治療の先駆け。
☞ 分子標的治療薬や免疫チェックポイント阻害薬は個別化治療に必須の薬剤。
☞ 分子標的治療薬の主な標的はドライバー・オンコジーン。
☞ 分子標的治療薬の効果予測はバイオマーカー検査で行う。
☞ 免疫チェックポイント阻害薬（抗PD-1/PD-L1抗体薬）のバイオマーカーのひとつにPD-L1蛋白発現がある。
☞ 個別化治療を目的として，がん細胞の遺伝子異常を網羅的に調べるのががんゲノム医療で，2018年4月から日本でも開始された。
☞ がんゲノム医療の推進で家族性腫瘍が偶然発見されるケースがあり，遺伝カウンセリングなどの専門的ケアが必要である。

## 個別化治療を理解するための基礎知識

　前立腺がんやホルモン受容体陽性の乳がんでは，ホルモン依存性の増殖メカニズムがあるためホルモン薬が有効であり，個別化治療がすでに行われている。その他の多くのがん腫は，正常細胞に複数の遺伝子変異が蓄積して生じると考えられている（多段階発がん仮説）。一方，慢性骨髄性白血病における*BCR-ABL*融合遺伝子や，乳がんにおける*HER2*遺伝子増幅，非小細胞肺がんにおける*EGFR*遺伝子変異や*EML4-ALK*融合遺伝子などは，1つだけの遺伝子異常により転移能を有するがん細胞が生じると考えられ，そのような遺伝子をドライバー・オンコジーン（driver oncogene）と呼ぶ。また，ドライバー・オンコジーンの異常によりがん細胞化している状態をオンコジーン・アディクション（oncogene addiction）と呼ぶ。オンコジーン・アディクションのあるがん細胞において，ドライバー・オンコジーンの働きを阻害すれば，正常細胞には最小のダメージで，がん細胞には最大かつ致死的なダメージを与えることが可能である。多くの分子標的治療薬は，ドライバー・オンコジーンを標的として開発され，臨床応用されるようになった。

　分子標的治療薬は，標的ががん細胞に存在し，かつ重要な働きをしている場合に最大限の効果を発揮する。したがって，分子標的治療薬の効果は，その標的分子の発現や活動性により予測できる。分子標的治療薬の効果予測因子として，我々ががん細胞から得る情報をバイオマーカーと呼び，多くの分子標的治療薬の適応基準（一部は除外基準）となっている。例えば，慢性骨髄性白血病に対してABL阻害薬のイマチニブを使用する場合は，がん細胞に*BCR-ABL*融合遺伝子が陽性であることが条件となる。同様に，乳がんに対して抗HER2抗体薬を使用する場合は，乳がん組織でのHER2蛋白の過剰発現や*HER2*遺伝子増幅が条件となる（表1）。

表1 日常臨床で行われる主なバイオマーカー別分子標的治療

| 分子標的治療薬 | 対象がん腫 | バイオマーカー | バイオマーカーの種類 | 検出する異常 | 検出方法 |
|---|---|---|---|---|---|
| トラスツズマブ | 乳がん, 胃がん | HER2 | 効果予測・対象選択 | 遺伝子増幅<br>蛋白過剰発現 | FISH, 免疫染色 |
| イマチニブ<br>ダサチニブ | CML | BCR-ABL | 効果予測・対象選択 | 融合遺伝子 | FISH, RT-PCR |
| イマチニブ | GIST | KIT | 効果予測・対象選択 | 遺伝子変異 | PCR シークエンス |
| ゲフィチニブ<br>エルロチニブ<br>アファチニブ | 非小細胞肺がん | EGFR | 効果予測・対象選択 | 遺伝子変異 | PCR シークエンス |
| クリゾチニブ<br>アレクチニブ<br>セリチニブ | 非小細胞肺がん | ALK | 効果予測・対象選択 | 融合遺伝子<br>蛋白過剰発現 | FISH, 免疫染色 |
| セツキシマブ<br>パニツムマブ | 大腸がん | RAS | 無効予測・対象除外 | 遺伝子変異 | PCR シークエンス |
| オシメルチニブ | 非小細胞肺がん | EGFR | 効果予測・対象選択 | 遺伝子変異(T790M) | PCR シークエンス |
| クリゾチニブ | 非小細胞肺がん | ROS1 | 効果予測・対象選択 | 融合遺伝子 | RT-PCR |

　特定の標的に対して開発された薬剤という意味では，免疫チェックポイント阻害薬も分子標的治療薬のひとつである。免疫チェックポイント阻害薬は，がん細胞が正常細胞の免疫回避システムを利用して腫瘍免疫から逃避する機構（免疫チェックポイント）を阻害する薬剤であり，その標的は腫瘍細胞特異的ではない[1]。本薬剤は，がん細胞そのものを攻撃するのではなく，細胞傷害性T細胞を再活性化することで，間接的にがん細胞を攻撃する。がん細胞が細胞傷害性T細胞に認識されていない場合や別のメカニズムで免疫回避を獲得している場合には全く効果を示さない。したがって，確実にそのがん細胞が，使用したい薬剤の標的である免疫チェックポイントを利用して腫瘍免疫から逃れていることが事前に分かれば，その薬剤の信頼できる効果予測因子となる。現時点で完璧ではないが，腫瘍細胞のPD-L1蛋白質の発現状態が，免疫チェックポイント阻害薬である抗PD-1/PD-L1抗体薬の効果予測因子になることが報告されており，非小細胞肺がんにおけるペムブロリズマブの使用には，腫瘍細胞でのPD-L1蛋白発現の検査が必須となっている[2]（図1）。

## 個別化治療とプレシジョン・メディシン

　近年の急速な分子生物学的研究の進歩に伴い，がん細胞の遺伝子変異や蛋白質発現状況に基づく分子標的治療薬が実地臨床に導入されるようになった。現在，ガイドラインに基づく実地臨床において，バイオマーカーにより分子標的治療薬と殺細胞性抗がん薬の適応を分別する個別化治療が実施されている（図1）。
　現在のバイオマーカー選択による治療は，1治療薬につき1つのバイオマーカー検査（コンパニオン診断）が必要であり，複数の薬剤を検討する場合は，検査に使用する病理検体をその都度消費していくという非効率な問題がある。近年，次世代シークエンサーの開発など，短時間でしかも比較的安価にがん細胞のゲノム情報を解読できる体制が整備されるようになり，1回だけの検査で100種類以上の遺伝子変異の有無を検査できるようになった。2015年1月に，当時の米国オバマ大統領は新年の演説で，"precision medicine"（プレシジョン・メディシン）の推進を掲げ，一度の検査にて網羅的にがん細胞の遺伝子変異

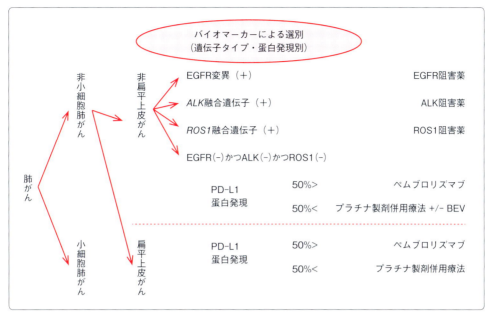

図1 肺がん診療ガイドライン（2016年度版）によるIV期非小細胞肺がん個別化治療

を調べたうえで最適な治療方法を選択する医療に対する政策を宣言した。プレシジョン・メディシンとは高精度医療の意味であり，がん細胞のゲノム情報に基づき，患者にとって最適な治療を行うことを意味する。がんゲノム医療が研究段階からいよいよ実地臨床に導入される流れが生まれたのである。

## 日本でも始動したがんゲノム医療

2018年2月，がん細胞のがん関連遺伝子変異解析を行い，治療に関連するゲノム情報と最適な治療を提供する11のがんゲノム医療中核病院が設置された[3]。同年4月には，それぞれの中核病院の連携医療機関であるがんゲノム連携病院が認定され，その数は全国で100施設にのぼる[3]。がんゲノム中核病院・連携病院は，国立がん研究センターで行われる先進医療B（オンコパネル検査）の実施施設および自費診療で行われるゲノムパネル検査の提供医療機関となっており，ゲノム情報に基づいて開発される新薬の治験や，保険適用外の分子標的治療の提供などを担う施設として運用される予定である。

がんゲノム医療は，個別化医療の進化系であり，今後のがん診療の主体となっていくと思われるが，がん細胞を網羅的にゲノム解析することで，偶然に家族性腫瘍（遺伝性腫瘍）を発見する場合がある。このような場合，患者・家族に対する遺伝カウンセリングなどの専門的なケアが必要であるため，がんゲノム医療中核・連携病院には，カウンセリングを行う人員と体制が整備されている。今後，がん診療に携わる医療者は，ゲノム医療に関する認識を高め，遺伝に関するケアの提供体制を熟知する必要がある。

【佐々木治一郎】

### 文 献

1) Ribas A：N Engl J Med **366**：2517-2519（2012）
2) 日本肺癌学会編：EBMの手法による肺癌診療ガイドライン 2016年版（http://www.haigan.gr.jp/guideline/2016/1/2/160102050100.html）
3) 厚生労働省ホームページ（http://www.mhlw.go.jp/file/06-Seisakujouhou-10900000-Kenkoukyoku/0000199651.pdf）

## 2 「がん薬物療法の看護」ココが分かると，スキルが上がる

# ④ Dose Intensity の保持と減量基準
## ―治療完遂のためのさじ加減

**ポイントはコレ！**

☞ 治療目的によって治療強度の維持と減量の関係は変わる。
　①根治を目指す治療：極力減量は行わず，治療強度を高める。
　②症状緩和・延命治療：QOL を下げる副作用を避け，患者の状態に合わせ減量・休薬する。

### Dose-Intensity（DI）ってなに？

　治療強度とも呼ばれる。特に，計画された抗がん薬の標準投与量に対する実際の投与量の割合は相対治療強度（RDI：Relatibe Dose-Intensty）と言われる。

---

Relative Dose-Intensity（%）＝ 実際に投与量された投与量（mg）／標準投与量（mg）×100
【例】パクリタキセル180mg/m² を投与するところ，150mg/m² に減量した場合。
　　　RDI ＝ 150／180×100 ＝ 83%

---

　Dose-Intensity を高くする方法として，1回あたりの投与量を増やす方法（Dose-Escalation）と，抗がん薬の投与間隔を短くする方法（Dose-Dense）が検討されてきた。現在，卵巣がんや乳がん治療ではDose-Dense 治療の有効性が報告[1, 2]されており，実地臨床で使用されている。一方で悪性リンパ腫に対するCHOP 療法において21日間の治療期間を14日に短縮したDose-Dense 治療が検討されたが，有効性が少ないことが報告[3]されている。必ずしも治療強度を高めることが治療成績の向上につながるとは限らず，がんの種類と治療レジメンごとにエビデンスの確認が必要となる。

### Dose-Intensity を保つ工夫

　一部の根治を目指した抗がん薬治療では，RDI を高く保つことで優れた治療効果が認められることが知られている。例えば，乳がん術後補助療法において，RDI の高い群と低い群の抗がん薬の効果を比較した検討では，RDI を85%以上に保つことにより，抗がん薬治療後の再発率／生存率に差があることが証明[2]されている（図1）。
　一方で治療強度を高めるということは，従来の治療よりも副作用の発現頻度が高くなることを意味する。十分な副作用対策を立てるとともに，患者にもしっかり説明を行い，副作用発現を未然に防ぐ／早期に対応し悪化しないようにするなどの工夫が必要となる。

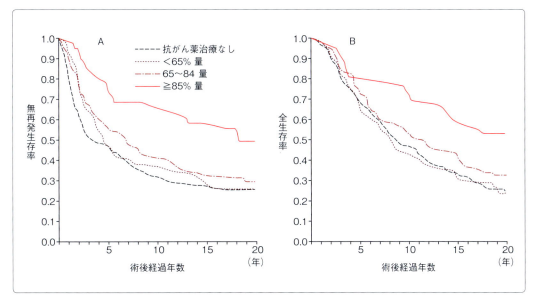

図1 乳がん術後補助化学療法における治療強度別の効果（A：無再発生存率，B：全生存率）

## 治療レジメンの減量とさじ加減（図2）

多くのがん薬物療法では許容できないほどの副作用が発生した場合，治療の延期や減量が行われる。もしその時，十分な副作用対策が行われていないにもかかわらず，むやみに減量が行われたとすれば患者にとって不利益になる。よって，治療の実施にあたっては副作用対策を立てるとともに，治療開始後は十分観察を行い，副作用が重篤化する前に対応することが大事。

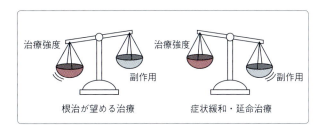

図2 治療レジメンの減量とさじ加減

また，治療目的が術後補助療法のように「根治」であれば相対的な治療強度を維持したまま治療を完遂させることが重視される一方，「延命・症状軽減」であれば治療強度を下げてでも治療の継続を優先させることがある。まずは職種間で情報共有を行い，治療目的に合った副作用対策の実施，減量・休薬の提案を行うことが重要といえる。

【菅原充広】

### 文献

1) Katsumata N et al：Lancet **374**：1331-1338(2009)
2) Gianni B et al：NEJM **332**：901-906(1995)
3) Ohmachi K et al：Ann Oncol **22**(6)：1382-1391(2010)

## 2 「がん薬物療法の看護」ココが分かると，スキルが上がる

# ⑤実は重要な栄養管理

**ポイントはコレ！**

☞ 薬物療法を受けるがん患者は著しい栄養障害に陥っている。
☞ 積極的な栄養管理が，がん患者の治療継続を支え QOL を改善する。

###  普通に食事をしていても，がん患者の栄養状態は悪化している

　薬物療法を受けているがん患者は，がんという病気そのものと薬物療法という2つの強敵と戦わざるを得ない状況にある。そのため普通に食事ができていたとしても栄養状態は悪化する方向に傾く。

　栄養状態を悪化させる主な原因として，次の2つが挙げられる（表1）。1つはがんそのものに起因する栄養状態の悪化。がん患者の体内では，がんと戦うために炎症性のサイトカインが体中を駆け巡り，異化作用が亢進するが，この状態を悪液質（カヘキシー）という。そしてもう1つは薬物療法に伴う副作用を原因とするものである（表1）。

　栄養状態が悪化すると，身体の中で何とかエネルギーを補おうとする努力が始まる。体内の脂肪や筋肉を壊してエネルギーを無理やり引っ張り出そうとするため，体重減少や筋力低下が起こってくる。その結果，日常生活動作は制限され，体力の回復にも影響が出て，薬物療法の継続が困難となる場合もある。

　栄養障害により体内の蛋白質の絶対量が不足すると，胸腹水や下腿浮腫が発現する。また，これらの経過はがん患者にとって大きな精神的なストレスとなり，QOL が著しく低下することになる。

　栄養状態が悪化しているかどうかは体重測定，筋肉量測定，血液中のアルブミン値などで推定することが可能である。食事量を問診するだけでなく，体重やアルブミン値の変化，腕や足の筋肉量の変化にも目を配ることが必要。

### がん患者の食事療法に積極的に介入する

　がん患者では，栄養状態が悪化していることを大前提として積極的に栄養管理に努める必要がある。栄養状態を維持することで薬物療法の継続性が高まり，結果として延命につながる可能性もある。そして何より治療中の QOL 改善に大きな効果が得られる。

　栄養療法の基本として知られている格言に以下のものがある。

　『If the gut works, use it.：消化管が動いているなら消化管を使おう』

　栄養療法を始めるにあたってまず考えることは経口摂取が可能かどうかであろう。経口摂取が可能であればできる限り消化管を使って栄養療法を行う。点滴と比べ消化管からの方が理想的な栄養摂取を期待で

**表1　進行消化器がん患者における栄養障害の原因**

■原疾患に起因する栄養障害
　　がんによる代謝異常：カヘキシー（cachexia）『悪液質』
　　消化管の狭窄・閉塞
　　がん性腹水による腹満，がん性胸水による呼吸苦
　　うつ状態
　　がん性疼痛　など
■薬物療法に起因する栄養障害
　　副作用による悪心・嘔吐・食欲低下
　　副作用による口内炎・下痢・粘膜障害
　　副作用による味覚障害　など

**表2　がんに伴う消化管の狭窄・閉塞に対する治療**

■原疾患に対する治療
　　がん薬物療法の継続
■薬物療法
　　胃腸運動機能改善薬，制酸薬
　　オクトレオチド
　　ステロイド，制吐薬，抗うつ薬　ほか
■狭窄・閉塞の解除，バイパス
　　内視鏡的胃ろう造設術，経皮経食道胃ろう造設術
　　腸ろう，イレウス管，ステント
　　内視鏡的消化管拡張術（ブジー）
　　胃空腸ろう，人工肛門
■栄養方法の工夫
　　経腸栄養剤，末梢静脈栄養，中心静脈栄養
　　ポート留置による在宅中心静脈栄養

き，また消化管は免疫機序のスタート地点でもあるため，免疫力の増強も期待できる。そして，何より食事は楽しい。

　糖尿病や高血圧での栄養管理にみられるような「何を食べてはいけない，何を減らさなければならない」といった制限をかける方向での栄養指導ではなく，何を食べてみようなど前向きな可能性を広げる方向での栄養指導を心がける。

　経口摂取が不十分と判断される場合でも，できる限り消化管を利用する形での栄養サポートを積極的に行っていく（表2）。

　腸閉塞などのために消化管を利用した栄養管理が困難となった場合は，完全静脈栄養を行うことになる。末梢点滴での栄養管理は2週間が限度であるが，在宅でも栄養療法の継続が可能となるように鎖骨下にポートを造設し，在宅中心静脈栄養（Home Parenteral Nutrition：HPN）の導入に備えておく。

　健康な時にはなかなか気づきにくいことだが，食事を口に入れて味わうということは，実はとても大きな喜びである。治療継続のために，そして何よりもがん患者のQOLのために，治療当初から積極的に食事療法に介入していくことが大切と考える。

【佐々木　徹】

## 2「がん薬物療法の看護」ココが分かると，スキルが上がる

# ⑥がんの痛みに対するケア
## ―痛みが軽くなれば，飛躍的に QOL も向上

 **ポイントはコレ！**

☞ がん患者の痛みの体験を傾聴し，共感，理解する。
☞ がん患者が抱える「痛み」を全人的な痛み（トータル・ペイン）で捉える。
☞ 痛みをとることによって，生存期間が延長し，生活の質（QOL）が向上する。

 ### 痛みの治療は患者自身の訴えから始まる

　がん患者の70％以上が病期に関係なく痛みを経験する。その痛みは身体的な苦痛だけでなく，精神的・社会的・スピリチュアルな面にも影響をおよぼし，患者の QOL を著しく低下させると言われている。がん患者が体験する痛みは，腫瘍自体が原因となる痛み以外に，手術や薬物療法，放射線治療などの治療に伴う痛みやオンコロジーエマージェンシー，帯状疱疹や褥瘡などの痛みがある。痛みの強さは必ずしも病気の進行とは一致しない[2]。

　抗がん薬治療において，投与する抗がん薬の種類によっては，副作用で強い痛みを伴う口内炎ができたり，手足の先（手袋や靴下の着用範囲）にしびれや痛みが発現する場合がある。しかし，中にはがんによって神経が圧迫されたことが原因で起こるしびれや痛み（神経障害性疼痛）のこともある[2]。これらの痛みは原因によって対応が異なるため，患者が体験している痛みを知った上で原因究明をしていく必要がある。痛みは主観的なものであり，まずは患者が痛みを表現できるようにサポートすることが大切である。その後日常生活への影響，痛みのパターン・強さ・部位，痛みの増悪因子・軽快因子など痛みのアセスメントを行い，症状緩和のケアを行っていく。疼痛マネジメントにおいて，治療についても十分に理解しておく必要がある。WHO 方式がん疼痛治療法の基本的考えを理解し，患者の治療目標とケアの方向性を見出し，よりよい疼痛マネジメントを行うことが看護師の重要な役割である。

 ### がん患者が感じている痛みは，身体の痛みだけではない

　がん患者は身体の症状のつらさ以外にも，病気に対する不安や怒り，治療と社会生活の両立困難や家庭内での役割変更，経済的な負担，自分の存在価値のゆるぎなど，さまざまな痛みを抱えている。がん患者の痛みは全人的苦痛であり，身体的，精神的，社会的，スピリチュアルな面の4つの側面の痛みが相互に影響し合っている[3]。そのため，患者の痛みを理解するためには，患者の痛みを多角的にとらえ，アプローチしていく必要がある。

## 痛みをとることで，生活の質は上がる

　がんの痛みがコントロールされていないと，日常生活全般に影響をおよぼし，その人らしさが脅かされることにつながる。痛みがあると身体がつらくなるだけでなく，こころにもストレスがかかる。さらに，痛みの持続や増強は死への恐怖や絶望感となり，患者の生きる意欲や闘病意欲も奪うことになりかねない。中には，がんの痛みに対して，「痛みは我慢するものである」，「医師に痛みを訴えるとがん治療を中止されてしまう」，「医療用麻薬を使うと中毒になる」，「医療用麻薬を使うのは末期である」，などと誤解して不必要に痛みを我慢し，痛みの治療を受けることをためらう患者も少なくない[2,3]。また，医療用麻薬に対するマイナスイメージは，患者だけでなく家族も抱いている場合がある。認識の誤解により痛みを我慢することで気持ちが落ち込み，食欲不振や不眠，動くのが億劫になるなど，日常生活に支障が出ることになる。

　痛みを我慢し放置しておくと，痛みが治りにくくなるだけでなく，痛みで体力が消耗し，がん治療に耐えられなくなる可能性がある[2]。また，痛みで闘病意欲が低下し，通院が困難となって治療の継続が困難となる可能性もあり得る。そのほかにも，抗がん薬の副作用で強い痛みを伴う口内炎ができれば食欲不振を招く要因になり，手の先にしびれる痛みがあると，力が入らず箸が持ちにくくなったりするなど，日常生活への影響が出てくる。

　そのため，まずは患者や家族から痛みに対する思いや薬への抵抗感などをよく聞く。その上で痛みは我慢する必要がないこと，不必要に我慢することで余計に苦しみが生じることや治療の継続が脅かされる可能性があることを，患者に十分に説明することが重要となる。痛みが軽くなりコントロールできれば，いつも通りの生活が送れるようになる。そして，好きなことができれば楽しみも増えてストレスが減り，気持ちも元気になり，患者の生活の質（QOL）の維持・向上につながる。

　2002年に世界保健機関（WHO）の緩和ケアの定義が変更され，早期からの緩和ケアの重要性が強調されるようになり，痛みをとることによって生存期間が延長し，生活の質（QOL）が向上するという研究も発表された。これらのことからも，医療者は，がん疼痛が患者におよぼす影響について理解し，早い時期から痛みなどのつらい症状を積極的にとることが求められる。

【西原知枝】

### 文献
1) 日本緩和医療学会緩和医療ガイドライン作成委員会編：がん疼痛の薬物療法に関するガイドライン　2014年度版．金原出版，東京(2014)【参考文献】
2) 日本緩和医療学会緩和医療ガイドライン委員会編：患者さんと家族のためのがんの痛み治療ガイド．金原出版，東京(2014)
3) 高橋美賀子ほか：ナースによるナースのためのがん患者のペインマネジメント新版．日本看護協会出版会，東京(2008)

## 2「がん薬物療法の看護」ココが分かると、スキルが上がる

# ⑦薬物療法が効きにくくなってきたら

**ポイントはコレ！**
- ☞ 薬物療法が効きにくくなる前からの介入が重要である。
- ☞ 薬物療法を中止しても医療者による患者・家族支援は続き、チームでサポートする。
- ☞ 薬物療法を中止しても副作用症状は継続する。

### 「薬物療法が効きにくくなってきた」と伝える前に

　がん診断時の告知では積極的治療についても説明され、患者も家族も希望を見出すことができるが、薬物療法が効きにくくなってきたという告知は、患者にとって「今までつらい治療に耐えてきたのに」、「もうできることは何もないのか」という不全感や絶望感を与える。このような告知は、医師から外来受診時に検査結果と共に伝えられることが多く、インフォームドコンセント時の看護師による患者・家族支援が重要となる。看護師は医師と情報を共有し、インフォームドコンセントの場に同席することが望ましい。患者がつらい思いを表出しやすいように信頼関係を築いておくことが重要であり、薬物療法が効きにくくなる前からの看護介入が必要である。

### 「薬物療法が効きにくくなってきた」と伝えてから

　治療効果がなくなったことで、患者は差し迫った死を実感する。患者が薬物療法を中止することのメリットとデメリットを理解できたか確認することも重要であるが、インフォームドコンセント後は看護師がしばらくそばに付き添うだけでも効果的である。薬物療法は中止するが、今後も苦痛を取り除く治療は継続されることを伝え、不安の軽減に努める。

　また、患者は薬物療法が効きにくくなったと伝えられると、医療者に対して不信感を抱くことがあるかもしれない。苛立ちや怒りも不安の表れであり、看護師は患者が感情を表出しやすいように環境を整え、思いを真摯に受け止める。患者が現状を否認している間は、情報を与えすぎないことが重要であり、自分の思いを表出することに慣れていない患者もいるため、相談窓口となる連絡先を伝えていつでも話を聴く準備はできていることを示す。

　一方で患者は最後まで希望を持っており、デメリットが多いにもかかわらず治療継続を強く望んだり、未承認薬や民間療法などに関する様々な情報を得て試したいという気持ちになる。看護師はその希望を支えつつ、間違った情報については訂正し、最新かつ正しい情報を得られるように支援する。がん治療だけが希望につながるのではない。例えば、治療効果がなくなり体力が低下した患者に対し、理学療法を実施

したところ，外泊という目標を達成することができた。「立位が保持できる」「トイレまで歩行できる」など，はじめは小さな目標であったが，患者は着実に目標を達成することで自信を持ち，自己効力感を抱くことができた。

家族の負担は患者の身体的介護，精神的支援，意思決定の代行など，患者のがんの進行とともに大きくなっていく。看護師は患者だけではなく家族を支援することも必要であり，その役割を患者・家族に伝えておく。時に家族は患者の意思を確認せずに治療継続を望むことがある。看護師は，家族の患者を救いたいという思いを理解し，患者が遠慮することなく家族と対話ができるように仲介役を果たす。

## 「薬物療法が効きにくくなってきた」と伝えた後も

薬物療法が効きにくくなって治療を中止したからといって，副作用がすぐに消失するわけではない。患者はがんが進行することによって生じる症状に加え，薬物療法による副作用症状を抱えながら生活を続けていかなければならない。看護師は症状マネジメントとケアを継続し，患者が望むその人らしい生活を送ることができるように支援する。副作用の中には不可逆的な症状もあり，薬物療法はできない一方，残った副作用に対する治療は一生涯必要となる場合がある。がん患者への緩和ケアは病名を告知された時から始められるべきであり，薬物療法の副作用に対するケアも緩和ケアに含まれる。薬剤師による副作用管理や日常生活指導は効果的なケアとなるため，患者には薬物療法中でなくても薬剤師に相談してよいことを伝える。また，患者が療養の場を地域に移行することを選択した場合は，患者・家族が社会資源を活用できるように，地域医療とも連携を図り，患者の苦痛を取り除く準備を進める。看護師は自施設内だけでなく，地域を含めた医療チームの調整役を担っていく必要がある。

## Advance Care Planning の勧め

「腫瘍が大きくなっている」，「効果よりも副作用が強くなっている」，「全身状態が治療に耐えられない」，「効果が期待される治療法が残っていない」など薬物療法を中止する理由は様々である。なぜ治療を中止しなければならないかを説明するだけにとどまらず，これから看護師として何ができるか伝え，患者がどうしたいか一緒に考えていく。積極的な治療ができなくなった時は Advance Care Planning を再考するよい機会であり，今後の療養生活や将来の希望などについて患者・家族・医療者で話し合うことは，患者の価値観を尊重する意味深いものとなる。

【番匠章子】

## 2 「がん薬物療法の看護」ココが分かると，スキルが上がる
# ⑧がん患者自身による治療決定のサポートのために

 **ポイントはコレ！**

☞ 患者はどのように治療を受け止め，治療をするかどうかを決めているかを知る。
☞ 患者の思考や行動をまるごと理解しようという姿勢を持つ。
☞ 患者が自分の力に気づき，力を発揮できるよう支援する。

　「がん＝死」という時代ではなくなったとはいえ，いまだがんという出来事は人生そのものを脅かす体験となる。がんと診断され，ただでさえ先行きが見通せない中で，がん治療に関する情報を探し当て，理解し，自分自身でがん治療を選択することは非常に難しいことである。患者の中には「副作用の説明ばかり聞いていると治療をする意味が分からない」，「こんなに元気なのに，わざわざ具合が悪くなるような治療をどうしてしなくてはならないのか？」と戸惑い，思い悩むケースも少なくない。一方で，副作用が少ない治療薬を自ら探し当て，「この薬を使ってほしいのに，なぜ適応ではないのか？」と主張し，医療者と考えを擦り合わせられず苦悩するケースも多い。さらに，治療の副作用が生活に支障をきたす場合「このまま続けられるだろうか」と不安を抱き，治療を続けるべきかどうかという迷いにつながる。
　がん患者自身による治療決定をサポートするためには，まず，医療現場で起こっていることや看護師が陥りがちなパターンを知り，どのように支援していくかを考える必要があるだろう。

 **まず，治療選択や治療の決定が求められる場面を知ろう！**
**―患者が治療選択を求められる時**

　　①高齢者（75歳以上）
　　②ほかにも病気を持ち，日常生活行動が制限されている
　　③治療によって根治を望めず，延命目的で行われる　など
これらの時に，患者・家族は治療やその方法をどうするかなど，決定を求められる場合がある。

 **患者はどのように治療を受け止め，治療をするかどうかを決めているのだろうか？**

　患者が医師からの病状・治療方針の説明をどのように受け取り，どのような判断基準で治療選択をしようとしているのかは，患者の考え方や価値観，メディアなどからどのような情報を得ているかによって大きく左右される。さらに，患者は医師の言動を敏感にキャッチし「（医師は）治療をしない方がいいと思っているのではないか…，本当は自分にとってどうすることがよいのだろう？」と思い悩んでいる。
　進行がんと診断されていても，身体症状に不調和がない場合は，治療による副作用で生活の質が低下す

ることを懸念し,「治療をしない」と安易に決めてしまうケースもある。さらに,手術前後に行われる薬物療法が推奨される患者でも,「抗がん薬は身体に毒,良い細胞も殺してしまう」という理由で,治療をしないほうがいいと思い込み,悩んでいるケースは少なくない。いずれにせよ,患者は「医師が推奨する最善の治療」に期待し,流れの中でなんとなく"治療を受ける・受けない"を決めていることがある。

## 看護師として患者にどのように関わるか？―看護師が陥りやすい思考パターンとは

　看護師は医学的,経験的知識から先行きを見据え,患者が"こうあるべき"という姿を無意識に描いていることがある。しかし,患者にとって"がん体験"は初めて経験することばかりで,我々とは"経験知"という点で大きな隔たりがあることを意識することが大切である。患者は看護師の言動から＜自分を理解してくれる＞＜ケアしてくれる＞存在かどうかを敏感に感じ取っているため,まずは患者の思考や行動をまるごと理解しようという姿勢を持つことが大切である。「治療に関して,まずはあなたの考えや気になっていることを教えてください」と投げかけ,患者の考えを知ること,医療者と考え方のギャップがあるかどうかを知ることから始めてみよう。この話し合いは,患者・看護師双方にとって理解し合う一歩となり,お互いの助けになるだろう。

## 患者が自分の持つ"力"に気づくことを促す
## ―自己の対処する力に気づくことは患者力を高める

　患者自身が治療を決定する力を高めるには,まず,患者が「自分が主体である」ことにいかに気づくかが大切である。患者はがんや治療への恐怖や不安から,もともと持っている対処力が弱まってしまう。薬物療法の副作用による心身のつらさに対して,患者が生活の中で十分工夫している場合でも,患者自身にはそう思えていないことも少なくない。

　看護師は患者の取り組みや生活上での工夫を聴き,つらさに対処しているありようを理解し,患者が自身の力を意識化できるように支援することが大切である。患者が自分の持つ力に気づき,意識することは,自分らしくがん治療とつきあっていくことにつながるであろう。さらに大切なのは,治療が＜その先にある人生が豊かになる＞ことを目指して取り組むことであり,どうありたいか,つまりどうしたいのかの答えは"あなた"の中にあることだという認識を促すことである。

　看護師は患者を変えるのではなく,患者が自分の力に気づき力を発揮できるよう支援することが大切であり,プロセスで関わることを意識したい。このプロセスにより,患者が自身による治療を決定する力を高めていくことができるだろう。

【児玉美由紀】

## 2 「がん薬物療法の看護」ココが分かると，スキルが上がる

# ⑨ 医療をつなぐ—地域連携を円滑に行うために

**ポイントはコレ！**

☞ 地域連携は特別なことではなく，普段の患者への関わりの延長にあるもの。
☞ より良い連携のために，院内・外の他職種機関を知り，尊重する。
☞ 地域連携にとって，患者とのパートナーシップは不可欠。

薬物療法を受ける患者には，治療効果が期待できる状態や薬剤変更をしながら経過をみている状態，さらには終末期まで，様々な状態像を示す患者が存在している。その状態によって治療や生活上の課題も異なり，必要な支援も自ずと変わってくる。治療と仕事の両立や，経済面での不安にさいなまれている患者もいる。一方では，薬物療法を受けながら，今後自分の病状がどうなっていくのか不安を持ち，中には緩和ケア病棟の情報を早く知っておきたいと思う患者もいる。多様な患者が存在する中で，患者のサポートにつながる地域連携とは何かを記していきたい。

## 地域連携は何のために行うか

昨今，多職種多機関との連携は患者の生活を支える上で欠かせないものとして位置付けられている。連携の目的は，言うまでもなく患者の生き方や生活を支えるためのものである。がん治療に伴う生活課題は，病状や治療期，症状，価値観，心理・社会的な背景などにより，実に様々である。診断初期から終末期まで療養上の困難さの変遷と共に，連携のあり方や必要な社会資源は変わっていくものである（図1）。

このような人々の生活を支えるひとつとして医療は存在する。病気を持つ人を医療だけではサポートし切れず，高齢人口の増大により，医療は介護なしではその力を発揮しきれない場合も多い。すなわち地域連携とは，患者の考え，価値観，意思を中心としたひとつのサポート体制であって，医療はその中の一部分なのである。また，ひとの考えや価値観というものは通常，固定されたものではなく常に流動的で変遷

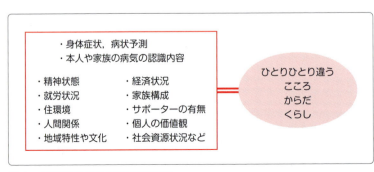

図1　病気のある生活の構築要素

するものである。治療初期から再発，終末期まで療養上の変化に伴うサポートも変わる。地域連携とは，連携することがよいのではなく，このような患者の生活を支える手段として必須であり，ある程度柔軟かつ広がりを持たなければならない。

## 連携の多様化と患者とのパートナーシップ

　がん治療の長期化，高齢化に伴う生活課題の広がりは連携の広がりも指す。例えば，就労している患者が治療を継続する場合は，仕事を辞めるのではなく，どうしたら就労し続けられるのか医療者側も検討する必要がある。就労支援が企業側にも求められる中で，産業医や産業保険師といった職種との連携も出てくると思われる。また，病状が進行している場合は，介護保険サービスや医療のサポート（訪問看護ステーション，訪問診療など）との連携も必要である。どの場面でも重要なのは，患者の意思や価値観に沿った連携である点である。

　連携の目的は，医療を円滑に進めることではなく，医療と共に患者がどうありたいかに沿ったものでなければならない。つまり，患者がどのように生活したいのか，希望は何かといったことを知らずに連携はあり得ない。患者を中心とした連携は当然であるが，むしろ患者と連携するというパートナーシップが重要といえよう。

## どうしたら連携できるのか

　患者を中心に，連携先となる機関がそろえば地域連携が可能になるわけではない。患者の考え，病状などに応じたコーディネーションが必須である。それには患者と患者をとりまく社会環境，病状，予測される事態などを見据えて全体を俯瞰する視点が求められる。そして連携し合う他機関同士は，忌憚なく相談し合える関係が理想である。患者と共に，課題や連携の目的を明確にし，患者を置いてきぼりにせず，一方だけが負担を負わない，互いにwinwinの関係であることが重要である。

　介護と医療は本来は切り離せないものだが，介護の現場から疑問を率直に医療機関に相談することはハードルが高いと思われているのが現状である。一方で，医療の現場は，生活面を直接支えている介護・保健分野との連携なくして患者の生活を支えることはできないという認識がもっと必要である。定期的あるいは必要に応じて，カンファレンスとして顔の見える場で互いを知り合うことも重要である。カンファレンスのコーディネートは，患者にとって生活と医療，あるいは医療と介護の橋渡し役をする職種が適切だが，それは一定の職種であるわけではない。外来で一番患者に接する看護師がニーズを拾い，カンファレンスにつなげることも大いにあると思われる。

　また，連携の目的は，互いの仕事がやりやすくなることがゴールではない。患者の意思や考えの変遷によって目標も変わり，それに伴い，連携のあり方の中身も常に変動・検討を繰り返すものなのである。

## 自分にできる地域連携とは

　患者ひとりひとりを社会で生きる存在として意識し，想像してみたところから，地域連携の出発となる。

もちろんサポートの全てを現場のスタッフが行うということではない。院内・院外の様々な職種，機関を知ることは重要であり，最初は院内の他部署の有効活用から始めるのがよい。顔の見える関係作りはここからも始まる。院内においては，地域機関と日々連絡を取り合っている地域連携や，相談部門の活用が有効となる。治療時間の長い薬物療法においては，患者のちょっとした言葉の中に課題や価値観が凝縮されていることも多い。そういった言葉をキャッチする中で，必要な他部署につなげることこそ地域連携の始まりともいえる。地域連携とは特別なことでは全くない。この患者の地域での生活は大丈夫なのだろうか，仕事はうまく継続できているのだろうか，家族の負担はどうなっているのだろうか，などと想像する時に，地域連携の一歩は始まっている。患者の生活，ひいては人生に思いを馳せながら支援をする時に必要なのが連携である。ぜひ普段から，患者への関わりの延長にあるものとして地域連携を捉えてみて頂きたい。

【前田景子】

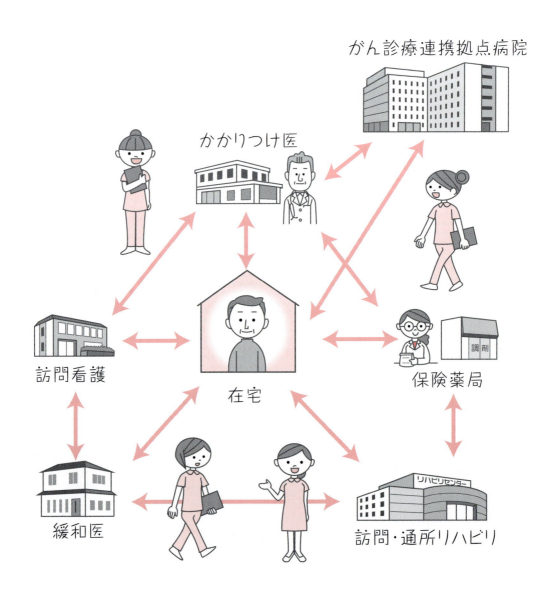

Memo

## 2「がん薬物療法の看護」ココが分かると，スキルが上がる
# ⑩抗がん薬の取扱いは慎重に

### ポイントはコレ！

☞ 間違えるから。忘れるからこそ人間。
☞ 恥ずかしがらずに指差し呼称で，5(6)R*。「よし！」。
☞ 風通しの良いコミュニケーションが風土を変える。

　がん薬物療法を行う看護師の使命は，がんサバイバーである患者・家族が安心・安楽に安全で確実な治療が行われることであるが，医療現場で抗がん薬を取り扱う際，ヒヤリとしたことは誰しも経験していると思われる。それも，1回や2回ではないはずである。
　間違えるから，忘れるからこそ人間なのだが，そのようなヒヤリとした経験から何が見えてくるのだろうか。これを1つの事例を基に紐解いてみる。

### 事例：輸液ポンプの設定間違い

　ベバシズマブを30分で投与するにあたり，担当のA看護師はB看護師と双方向確認によるダブルチェックを行った。A看護師が輸液ポンプの速度設定を行ったところ，B看護師から指摘が入った。正しい設定速度は232mL/Hであったが，輸液ポンプのパネルには322mL/Hと表示されていたのである。A看護師は正しく設定し直し，患者は予定通り治療を終えた。──さて，ここで何が見えてくるのだろうか。

　認識不足とひとくくりにすることは容易いことである。しかし，多重業務が発生する医療現場では，確認行動の徹底という注意喚起だけでは個人差もあり限界がある。
　この事例はヒヤリハットで報告した事例であるが，もしダブルチェックが正常に機能せずにそのまま患者に投与されてしまったとしたら，どのような事態になったであろうか？
　ここで見えてきたのはA看護師とB看護師の確認行動の不統一性であった。
　では，両者の確認行動に具体的な統一性を持たせるためにはどうすればいいのであろうか？そこにはシステムの導入が有効である。
　多忙な現場だからこそ，新人からベテランまでチーム全体での行動の統一化が安全を補填する。そこで，指差し呼称で行う「5(6)R*」の徹底を推奨する（図1）。

　指差し呼称で全ての確認が終了したら「よし」と声に出す。
　恥ずかしがらずに。
　その安全確認の姿を患者・家族は見つめている。

| 正しい患者か？<br>【氏名はフルネームで】 | 正しい薬剤か？<br>【薬剤名を短略しない】 | 正しい投与量か？<br>【mL/mg/単位を正確に】 |
| --- | --- | --- |
| 正しい方法か？<br>【末梢/CV/それ以外か】 | 正しい時間か？<br>【分/時間を明確に】 | 正しい速度か？<br>（注射薬の場合） |

**図1　投与時には指差し呼称で5つ（6つ）の確認を**
＊注射薬の場合は投与速度の確認が入るため6つの確認となる。

**表1　資料・医療安全管理体制とその対策**

1）通院治療室で予測されるインシデント
　①レジメンオーダーの間違い
　②患者・薬剤誤認
　③治療薬の投与速度間違い
　④前投薬などの指示・投与間違い
2）医療事故防止対策
　①患者確認の徹底
　②使用レジメンの同意説明文書，カルテ記事記載の確認
　③レジメン内容，前投薬・治療薬の内容と投与速度の双方向および6Rの徹底
3）安全管理体制
　①ヒヤリハットを含む予期せぬ事象・インシデントに関してはその場でハドルによる情報共有・初期対応を行う。
　②インシデントレポートに基づきブリーフィングで情報を共有し，具体的で実行可能な予防策を立案する。
　　その際は事実を客観的に分析し，当事者を責めるような発言は慎む。
　③重要な事象発生時はリスクマネジメント委員会を開催し事象の分析・再発防止対策を明文化後，施設内で共有する。

　医療安全を推進するには，患者の安全を第一に考え，医療チームメンバー相互が良好なコミュニケーションを図っていくことが望まれる。間違いを責めることに生産性はない。間違いを指摘された際は「患者のためにありがとう」と伝えられる，風通しの良いコミュニケーションが安全な職場風土を築いてゆく。
　ヒヤリハット・インシデントレポートは「自己体験活用」である。患者・家族にとって，望ましくない（可能性がある）事象を懸念なく報告する文化を根付かせることが大切である（表1）。

　冒頭に述べたように，人は誰でも間違える。すぐに忘れるのも人間である。物事に絶対の安全はない。薬剤の最終投与責任者は我々看護師である。しかし，同時に事故を未然に防ぐ力と知恵を持っているのも我々看護師である。
　ヒヤリハットを活用し医療チーム全体で共有することは，患者・家族に安全で確実な治療を提供する有効な手段と考える。

【伊藤えり子】

＊Rは「Right（正しい）」の意。

**参考文献**
1) 佐々木常雄，岡元るみ子：新がん化学療法ベストプラクティス．照林社，東京(2012)
2) 河野龍太郎：医療におけるヒューマンエラー第2版，なぜ間違える　どう防ぐ．医学書院，東京(2015)
3) 医療安全全国共同行動技術支援部会：医療安全実践ハンドブック．一般社団法人医療安全全国共同行動(2015)
4) 相馬孝博：患者安全のためのノンテクニカルスキル超入門．メディカ出版，大阪(2016)

## 2 「がん薬物療法の看護」ココが分かると，スキルが上がる

# ⑪ 医療者自身の抗がん薬曝露
## —事故から医療者自身を守るために

**ポイントはコレ！**

☞ 抗がん薬がこぼれた場合のことをイメージして曝露防止対策を講じる。

### なぜ，曝露防止対策が必要なのか？

多くの抗がん薬はその特性上，遺伝毒性，発がん性，胎児奇形性，あるいは深刻な組織その他への毒性を有する。さらに，抗がん薬投与を受けた患者の尿，便，汗に抗がん活性のある抗がん薬が排泄され，また患者の吐物からも，微量ではあるが抗がん薬が検出されることも数々の研究報告より確認されている。言い換えれば，抗悪性腫瘍薬を取り扱う医師，看護師，薬剤師などの医療専門職や患者を介護する家族は，低濃度ではあるが抗がん薬に曝露される危険があることが推定される。それらの背景により，抗がん薬に関わる際の適切な手法，手続き，保護方法，および用具の正しい使用方法について熟知し，抗がん薬による曝露および環境汚染の発生防止などに努めなければならない。

平成26年5月には厚生労働省労働基準局より，「抗悪性腫瘍剤等に対する曝露防止対策に関する通知（基安化発0529第1号 平成26年5月29日）」が発出された。そこでは抗悪性腫瘍薬などを取り扱う薬剤師や看護師などの労働者の曝露防止対策が必要であることが謳われている。また，平成26年7月には，日本がん看護学会／臨床腫瘍学会／日本臨床腫瘍薬学会から「がん薬物療法における曝露対策合同ガイドライン」が発表され，本邦におけるがん薬物療法の曝露対策の具体的な指針が提示されている。

### 曝露防止対策の実際　（北里大学病院　抗がん薬曝露対策手順書第3版より抜粋）

#### ① PPE（個人保護用具）

注射薬投与時および終了時に使用する（図1）。

#### ② 点滴ボトルと点滴ルートのつなげ方

北里大学病院では，薬剤師が混合注射時にできるだけ刺入回数を減らし，かつ使用した刺入箇所が分かるように，ゴム栓部にマジック印をつけている。そのため，点滴ルートをつなげる際には，その場所を避けて刺入する（図2）。

抗がん薬の入った点滴ボトルに点滴ルートを刺入する際には，目線より下にある安定した台の上でビニール袋に入れ，トレイに置く。点滴ボトルは持ち上げず，ビニール袋の中でゴム栓に垂直に点滴ルートを刺入する。（図3）

刺入した後は，そのままの高さで点滴ボトルを持ち上げる。その後，点滴筒をゆっくり押し，満たす。その際，万が一刺入部やゴム栓から抗がん薬が漏れ出たとしても，目線より下であり，ビニール袋の中で

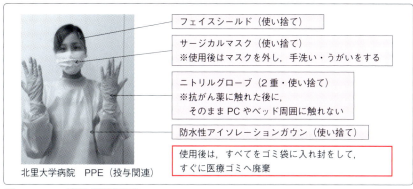

図1　PPE（個人保護用具）

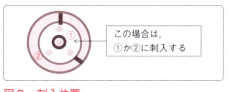

図2　刺入位置

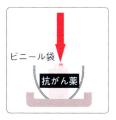

図3　ボトルへの刺入

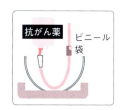

図4　点滴ルートのつなげ方

あるため，抗がん薬曝露の可能性を低くできる（図4）。

なお当院では，3剤（シクロホスファミド，イホスファミド，ベンダムスチン）のみにCSTD（閉鎖式薬物移送システム）を使用しており，その際ルートは生理食塩液で満たした状態で搬送されている。

### ③患者の吐物や排泄物に関して

尿・便・体液を取り扱う際には必ずPPEを着用する。In / out管理が必要な場合には，使い捨ての尿カップを使用し，尿量測定を行う。その際，男性はできるだけ座って排泄することを指導し，また周囲への曝露を最小限にするため，ポータブルトイレを使用する場合には，専用として使用することが望ましい。

【高尾真紀】

### 参考文献
1) 日本がん看護学会ほか編：がん薬物療法における曝露対策合同ガイドライン．金原出版，東京(2015)
2) 石井範子：看護師のための抗がん薬取扱いマニュアル―曝露を防ぐ基本技術．ゆう書房，東京(2010)
3) 佐藤禮子：がん化学療法・バイオセラピー看護実践ガイドライン．医学書院，東京(2009) p.65-79

# 3 がん薬物療法のワザを知る
## — レジメンが分かればケアの仕方がみえてくる

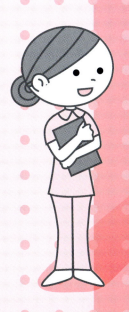

# 3 がん薬物療法のワザを知る―レジメンが分かればケアの仕方がみえてくる

## ①頭頸部がん：Cmab + RT 療法
（セツキシマブ＋放射線）

###  ポイントはコレ！

☞ 分子標的治療薬である Cmab には，インフュージョンリアクションが生じるリスクがあるため，異常の早期発見と対処ができる体制を整えておく。

☞ 治療を繰り返すことにより皮膚症状が憎悪し，患者の QOL 低下が予測される。患者自身が日常生活に適切なスキンケアを行えるように情報提供を行い，治療を完遂できるよう支援する。

☞ Cmab 投与に伴い間質性肺炎，低マグネシウム血症をはじめとした電解質異常，下痢などが起こるリスクがあるため，症状のモニタリングを行い，適切に対処することが必要である。

### レジメン

| 治療の日数（日） | 1 | 2 | 3 | 4 | 5 | 6 | 7 | 8 | 9 | 10 | 11 | 12 | 13 | 14 |
|---|---|---|---|---|---|---|---|---|---|---|---|---|---|---|
| セツキシマブ（Cmab） | ○ | ― | ― | ― | ― | ― | ― | ○ | ― | ― | ― | ― | ― | ― |
| 放射線（RT） 2Gy/日 |   |   |   |   |   |   |   | ↑ | ↑ | ↑ | ↑ | ↑ | ― | ― |

＊○：投与日／―：休薬日

＊Cmab の投与量：400mg/m$^2$（初回：120分かけて），250mg/m$^2$（2回目以降：60分かけて）を，生理食塩水250mLに溶解して投与。2回目以降は投与量が異なるので注意。

＊1コース7日，6〜7コース施行。

＊RT 開始1週間前から始め，RT を完遂するまで投与。

＊RT の照射総量：70Gy（根治治療）／60〜66Gy（術後補助療法）[3]。

＊インフュージョンリアクション予防のため，副腎皮質ステロイド，抗ヒスタミン薬を生理食塩水に溶解し，Cmab 投与30分前に10分かけて投与。

・Cmab 投与後1時間は，経過観察を行う。

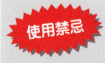
・Cmab に対して重篤な過敏症の既往歴のある患者。
・間質性肺炎の既往がある患者，心疾患のある又はその既往のある患者には疾患を憎悪させるおそれがあるため慎重に投与する必要がある。

### 頭頸部がんに用いる Cmab + RT 療法で注意しなければいけないことは？

①インフュージョンリアクションの多くは，Cmab 初回投与中の24時間以内に発生するが，2回目以降に発生することもある[2]ため，予防のための前投薬投与を確実に行うこと，早期発見，対処が必要である。

②多くの患者に，ざ瘡様湿疹や乾燥などの皮膚症状が発現する。また，放射線治療による皮膚炎も併発す

### これに気を付けて！－Cmabによって起こりやすい副作用[1]

- 重度のインフュージョンリアクション（0.5～10％未満）
- 重度の皮膚症状（0.5～10％未満，発現時期は下表参照[3]）
- 間質性肺炎（0.5％～10％未満）
- 心不全（0.5％未満）
- 重度の下痢（0.5％～10％未満）
- 血栓塞栓症（0.5％未満）
- 感染症（0.5～10％未満）

| 皮膚症状 | 発現時期 |
| --- | --- |
| ざ瘡様皮疹 | 1～2週間で発症，5～6週間で改善 |
| 皮膚乾燥・皮膚亀裂 | 3～5週間 |
| 落屑，爪囲炎 | 4～8週間，半年程度 |

るので，症状緩和への対処が治療を完遂するための重要なポイントとなる。
③間質性肺炎の徴候となる痰を伴わない咳嗽，呼吸困難などの発現に注意する必要がある。

## Cmab＋RT療法による副作用を防ぐ/軽減させる手立ては？

①インフュージョンリアクション予防のため前投薬を行い，投与後のこまめなバイタルサインの確認（投与前・開始時・5分後・15分後・30分後・終了時）と患者観察，また投与後24時間の心電図モニター管理を行い異常の早期発見に努める。
②インフュージョンリアクションを予測し，救急カート，薬剤（ヒドロコルチゾン，ファモチジン，d-クロルフェニラミン）準備を行った上での薬剤投与を行い，症状が発現した際には迅速に対応できるようにする。投与の際は医師が待機する。
③皮膚症状の悪化予防のため，薬剤投与と同時にミノサイクリンの内服を開始すると共に，スキンケアとして清潔の保持と症状に合わせた軟膏の塗布を行う。
④間質性肺炎，心不全兆候をモニタリングする。
⑤定期的に血中電解質（特にマグネシウム）をモニタリングし，必要に応じ電解質の補正を行う。

## Cmab＋RT療法を用いる際のケアのポイントは？

①インフュージョンリアクションによる異変（呼吸困難，皮膚や喉の痒み，嘔気など）を患者が伝えられるように情報提供をすると共に，投与時には傍に付き添い，不安の緩和を図る。
②治療前から清潔の保持とスキンケアの重要性を伝え，セルフケアが行えるようにする。
③外来での治療となることが多いため，症状発現時には受診行動がとれるように指導する。
④放射線治療による皮膚炎，口内炎，嚥下障害も考慮に入れてケアを行う。

【望月美穂】

### 文献

1) メルクセローノ株式会社：医薬品インタビューフォーム　アービタックス100mg　2012年12月改訂
2) 松浦一登：口腔・咽頭科　29(1)：83-89(2016)
3) 日本臨床腫瘍薬学会監修　遠藤一司ほか編：がん化学療法レジメンハンドブック2017年【第5版】羊土社，東京（2017）p.647-652

## 3 がん薬物療法のワザを知る―レジメンが分かればケアの仕方がみえてくる

# ②食道がん：DCF療法
（ドセタキセル＋シスプラチン＋フルオロウラシル）

### ポイントはコレ！

☞ DCF療法は治療効果が高いものの，副作用は高頻度に発現する。特に，Day 7前後から起こり得る血液毒性，消化器毒性は関連し合い，重篤化しやすい。特有の副作用の発現時期・発現期間やそれに伴う日常生活への変化について，患者自身で対処行動がとれるように治療開始前から情報提供を行う必要がある。

☞ 支持療法として，予防的抗菌薬投与やG-CSF製剤投与，適切な制吐薬の投与，また，口腔ケアや感染予防行動のセルフケア支援を行い，治療完遂に向けていく。

☞ シスプラチン（CDDP）による腎障害予防のために，多量の輸液が必要。そのため，体液貯留傾向となる時期や，逆に体液喪失傾向となる時期を把握しながら，体液・電解質管理を確実に行う必要がある。

### レジメン

| 治療の日数（日） | 1 | 2 | 3 | 4 | 5 | 6 | … | 28 |
|---|---|---|---|---|---|---|---|---|
| ドセタキセル（DOC） | ○ | ― | ― | ― | ― | ― | … | ― |
| シスプラチン（CDDP） | ○ | ― | ― | ― | ― | ― | … | ― |
| フルオロウラシル（5-FU） | ○ | ○ | ○ | ○ | ○ | ― | … | ― |

＊○：投与日／―：休薬日

＊DOCの用量：1回75mg/m²を1時間かけて投与。28日間隔（パロノセトロン投与終了15分後）。

＊CDDPの用量：1回75mg/m²を2時間かけて投与。28日間隔。

＊5-FUの用量：1回750mg/m²を24時間持続静注。Day 1～5。

●前日14：00～当日10：00にソルデム®3A500mL×4を持続静注（100mL/H）

●8：00～10：00に生食500mLを持続静注（250mL/H）

●当日10：00～2日目10：00にラクテック®500mL×2を持続静注（40mL/H）

●アプレピタント150mgを生食100mLに懸濁し，30分かけて静注

●パロノセトロン0.75mg＋デキサメタゾン6.6mgを15分かけて静注

●D-マンニトール300mL（5-FUと同時投与）

●生食500mL×2を4時間かけて持続静注（250mL/H）

◎2日目10：00～5日目10：00にラクテック®500mL×2を持続静注（40mL/H）

◎デキサメタゾン3.3mg（2日目），6.6mg（1,3～5日目）＋生食100mLを15分かけて静注

◎2～5日目10：15～15：15にラクテック®500mL×2を持続静注（200mL/H）

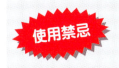
**使用禁忌**

- 腎機能低下が著しい患者には投与不可である[1]。
- 大量の補液を必要とするため，胸腹水，心不全がある患者は症状が増悪する可能性がある[4]。

## これに気を付けて！－DCF療法で起こりやすい副作用

| 副作用 | (n=33) Gr 3/4 | % |
| --- | --- | --- |
| 悪心 | 0 | 0 |
| 嘔吐 | 1 | 3 |
| 便秘 | 0 | 0 |
| 下痢 | 5 | 15 |
| 吃逆 | 1 | 3 |
| 口腔粘膜炎 | 7 | 21 |
| 疲労 | 3 | 9 |
| 血清Na低下 | 10 | 30 |
| 血清K低下 | 7 | 21 |
| 血清Ca低下 | 5 | 15 |

| 副作用 | (n=33) Gr 3/4 | % |
| --- | --- | --- |
| 発熱性好中球減少症 | 11 | 33 |
| WBC減少 | 31 | 94 |
| ANC減少 | 31 | 94 |
| HGB減少 | 5 | 15 |
| PLT減少 | 0 | 0 |

|  | 1 | 8 | 15 | 22 | 29 (日) |
| --- | --- | --- | --- | --- | --- |
| 過敏反応 | | | | | |
| 血管外漏出 | | | | | |
| 悪心・嘔吐 | | | | | |
| 下痢・便秘 | | | | | |
| 骨髄抑制 | | | | | |
| 口内炎 | | | | | |
| 腎機能障害 | | | | | |
| 脱毛 | | | | | |

- 発熱性好中球減少症の発生率は33％，grade 3以上の好中球減少が94％である。
- Grade 3以上の血清Na低下は27％，血清K低下は17％，血清Ca低下は14％である。
- 消化器毒性では，食欲不振，悪心，吃逆，便秘，下痢，口腔粘膜炎の発生率が高い。

## DCF療法で注意しなければないことは？

① Day 1～3頃は，体液貯留傾向となるため，体重と尿量のモニタリングを行い，適宜利尿薬を投与する必要がある。5kg以上の体重増加や，尿量が確保できない場合，体液貯留による心不全も考慮し，胸部レントゲンの確認，酸素飽和度のモニター，利尿薬投与，酸素吸入などを検討する[4]。

② Day 5～7頃は，腎尿細管からの電解質・水分喪失，粘膜炎，食欲不振などが発生し，脱水傾向にあるため，補液を継続，または患者が可能であれば水分摂取を促す。当院では，Day 14頃まで1,500mL/日の補液を行う。

③ 著明な低Na血症が認められた時にはSIADH（高利尿ホルモン分泌異常症）を疑い，血漿浸透圧，尿

浸透圧，尿中電解質を測定する。Naを急激に補正すると浸透圧性脱髄症候群を生ずる可能性があるため，Naの補正は最初の24時間の上昇は10mEq/L以下とする[4]。

④DOCは過敏反応（初回，2回目がほとんど）が発生しやすい[3]。呼吸器症状に特に注意し，患者にも症状が発現したらすぐ知らせるように説明する。

⑤DOCは起壊死性抗がん薬で，少量の漏出でも強い疼痛を伴う皮膚壊死や潰瘍形成を起こすおそれがあり，血管外漏出に注意が必要である。

⑥CDDPと5-FUは炎症性抗がん薬だが，多量に漏出することで起壊死性抗がん薬と同様の症状を起こす。5-FUは長時間の点滴となるため，血管外漏出に注意し投与管理を行う。

## DCF療法による副作用を防ぐ／軽減させるための手立ては？

①オランザピンやハロペリドールなどのメジャートランキライザーも悪心のコントロールに有効である[4]。

②血液毒性に対する感染予防対策として，予防的抗菌薬の内服（当院ではDay 5～15に計11日間シプロフロキサシンの錠剤600mg 3×内服）や，G-CSF製剤の予防的投与を医師の指示のもと行う。

③浮腫の発現が特徴的であるため，体重増加が著しい場合は，利尿薬投与を検討する。皮膚の保護や四肢を締め付けない服装，靴下を着用するように説明する。

④爪の変形や変色も特徴的な副作用である。爪変形や変色のリスクを説明し，患者の希望に応じて投与時の手指の冷却を行う。

## DCF療法を用いる際のケアのポイントは？

①骨髄抑制はDay 7前後から発現するため，感染予防行動に留意してもらうよう具体的に説明する。

②Day 7前後は脱水傾向にあるため，眩暈やふらつき，血圧低下が起こりやすく，転倒リスクも高い。特に，発熱性好中球減少症の場合は転倒防止のために，付き添い歩行や車椅子での移動の援助を行う。

③悪心，食欲低下の発現時は適切な制吐薬を使用し，食事内容の変更，栄養補助食品の活用などを検討する。

④Day 7前後で粘膜障害を伴う口腔粘膜炎や下痢に注意が必要である。口腔粘膜炎に対しては，清潔・保湿が重要であるため，投与開始前からの口腔ケアの指導を行う。下痢に対しては，腹痛，食欲低下や脱水症状，肛門周囲の皮膚トラブルの有無と程度を確認する。患者が可能であれば水分摂取を促し，必要に応じて補液や適切な止痢薬内服を検討する。

⑤脱毛が高度に発生するため，対処するための心や必要物品の準備ができるように，個々に合わせた情報提供をしていく。

【髙橋かおる】

### 文献

1) 日本化薬：医薬品インタビューフォーム　シスプラチン注10mg　シスプラチン注25mg　シスプラチン注50mg　2013年10月改訂
2) 協和発酵キリン：医薬品インタビューフォーム　5-FU注250mg　5-FU注1,000mg　2017年5月改訂【参考文献】
3) サノフィ：医薬品インタビューフォーム　タキソテール点滴静注用80mg　タキソテール点滴静注用20mg　2016年10月改訂
4) 室　圭ほか：消化器がん化学療法レジメンブック．日本医事新報社．東京(2016)p.3-5

# 3 がん薬物療法のワザを知る―レジメンが分かればケアの仕方がみえてくる

## ③肺がん：アファチニブ単剤療法

### ポイントはコレ！

☞ アファチニブの特徴的な副作用に下痢がある。軽度の症状を含めると，ほぼすべての患者に発症するため，適切な副作用対策と，患者・家族が主体的に症状コントロールに取り組むことができるようにセルフケア支援が重要である。

☞ 患者が退院後も安全で安心な治療を受けるためには，退院後も継続的に多職種によるサポート体制が重要である。

### レジメン

| 治療の日数（日） | 1 | 2 | 3 | 4 | 5 | 6 | 7 | 8 | 9 | 10 | 11 | 12 | 13 | 14 | 15 | 16 | 17 | 18 | 19 | 20 | 21 | 22～ |
|---|---|---|---|---|---|---|---|---|---|---|---|---|---|---|---|---|---|---|---|---|---|---|
| アファチニブ | ○ | ○ | ○ | ○ | ○ | ○ | ○ | ○ | ○ | ○ | ○ | ○ | ○ | ○ | ○ | ○ | ○ | ○ | ○ | ○ | ○ | 毎日投与 |

＊アファチニブの用量：1回40mg/日を空腹時に経口投与。日程（コース）の設定はなく，PDになるまで継続する。

＊患者の状態により，1回50mg/日まで増量可。

＊副作用の発現に応じて休薬，減薬を検討する場合がある。

＊服用時の注意として，食後の投与により最高血中濃度，およびAUCが低下し，作用が減弱するため，食事の1時間以上前または食後3時間以上後に服用する必要がある。

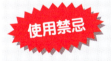
アファチニブに対し過敏症の既往歴のある患者。

### 肺がんに対するアファチニブ療法で注意しなければならないことは？

　アファチニブは，上皮成長因子受容体（EGFR），ヒト上皮成長因子受容体（HER2やHER4）の細胞内チロシンキナーゼを阻害する低分子薬で，EGFRチロシンキナーゼ阻害薬（EGFR-TKI）の第一世代と呼ばれるゲフィチニブやエルロチニブに続く，第二世代のEGFR-TKIである。適応疾患は「EGFR遺伝子変異陽性の切除不能な進行・再発の非小細胞肺がん」である。

　主な副作用に下痢，皮疹，爪囲炎，口内炎があるが，特に下痢は軽度の症状を含めると，ほぼすべての患者に発症する。下痢は重症化すると電解質異常・脱水により生命にかかわる可能性があり，腸粘膜の傷害により腸粘膜感染のリスクも高めるため，十分な副作用対策が必要である。その他，早期発見・対応の必要な間質性肺炎や，肝機能障害（本薬は肝臓代謝）にも注意が必要である。

> **これに気を付けて！ーアファチニブ単剤療法で起こりやすい副作用**
> - 下痢
> - 爪囲炎
> - 間質性肺炎
> - 皮疹
> - 口内炎
> - 肝機能障害

## アファチニブ療法による副作用を防ぐ／軽減させるためのケアのポイントは？

下痢はアファチニブの特徴的な副作用であり，適切な副作用対策が重要となる。

①**治療開始前の援助**：内服開始前にはパンフレットを活用し，薬剤の特徴や副作用について説明する。北里大学病院では，薬剤師と看護師がオリエンテーションを行っている。

②**排便状態の観察**：治療開始時より，便の性状・量・色・回数・排便間隔を観察する。北里大学病院では，患者の排便コントロールへの意識を高める目的で，基本的には患者自身が排便状態を確認し，観察記録を行う。また，下痢に対する感覚や表現には個人差が生じる可能性があるため，基準となるスケール（表1）を活用するなど，患者と医療者の認識のズレが生じない工夫も大切である。さらに，医療者間では，有害事象共通用語規準（表2）[1]を用いて情報共有を行い，患者・医療者間で共通認識のもとで副作用の継続的な評価が重要である。

③**脱水予防と水分・栄養補給**：下痢の発現とともに，脱水の兆候にも注意が必要である。脱水による口渇

**表1 便の性状** （ブリストルスケールを基に北里大学で作成）

| タイプ 1 | 硬くてコロコロの兎糞状の便 |
|---|---|
| タイプ 2 | ソーセージ状だが，硬い便 |
| タイプ 3 | ソーセージに似ているが，表面にひび割れがみられる便 |
| タイプ 4 | 表面がなめらかで柔らかいソーセージ状の便 |
| タイプ 5 | 明確な境界を持つ，柔らかで半固形の塊状の便 |
| タイプ 6 | 境界が不明確でふわふわした塊が混ざる，粥状の便 |
| タイプ 7 | 固形物のない水様便 |

**表2 有害事象共通用語規準（下痢）[1]** （有害事象共通用語規準 v4.0 日本語訳 JCOG 版より引用）

| Grade 1 | Grade 2 | Grade 3 | Grade 4 | Grade 5 |
|---|---|---|---|---|
| ベースラインと比べて<4回/日の排便回数増加；ベースラインと比べて人工肛門からの排泄量が軽度に増加 | ベースラインと比べて4～6回/日の排便回数増加；ベースラインと比べて人工肛門からの排泄量が中等度増加 | ベースラインと比べて7回以上/日の排便回数増加；便失禁；入院を要する；ベースラインと比べて人工肛門からの排泄量が高度に増加；身の回りの日常生活動作の制限 | 生命を脅かす；緊急処置を要する | 死亡 |

感・皮膚乾燥・体重減少の有無を観察する。水分補給は，1日1.5～2L程度をこまめに摂ること，冷たい飲料やカフェインが含まれる飲料は腸管に刺激を与えるため，控えるように説明する。水分摂取が苦手な方には，食事制限の必要がなければ経口補水液を取り入れるのも有効である。また，下痢時の栄養補給は脂肪や繊維質を多く含む食品や乳製品は控えるよう指導する。

❹ **止痢薬の適切な使用**：下痢が発現した時には，速やかにロペラミドなどの止痢薬の内服を開始する。患者の中には，「腹痛がない」，「薬に頼りたくない」などを理由に使用を控えてしまうことや，下痢への不安から症状の有無にかかわらず内服してしまう場合もあるため，入院中に具体的な止痢薬の内服方法を説明し，患者が主体的に対処できる指導が必要である。また，日常生活ではいつでも症状に対応できるよう，止痢薬を携帯するよう説明する。

❺ **精神面へのケア**：下痢は身体的な苦痛だけではなく，急な便意や失禁への不安から精神面へも影響をおよぼし，外出や人と会うことを控えてしまうなど，QOL低下にもつながる可能性がある。そのため，看護師は患者の不安や副作用による仕事・ライフスタイルへの影響など，身体的側面だけではなく，精神的・社会的側面からもアセスメントを行い，個別性を大切に指導することが望まれる。

❻ **継続的なサポート体制**：副作用の発現しやすい時期は異なり，爪囲炎などの皮膚障害は，退院後に症状が発現・悪化することもある。患者が対応に困りながらも，次の受診まで様子をみてしまい，重症化することは避けたい。退院後の相談場所を明確にし，様々な問題に対応できる包括的なサポート体制を整え，患者・家族が安心して治療を継続できることが望ましい。

【水野佳都美】

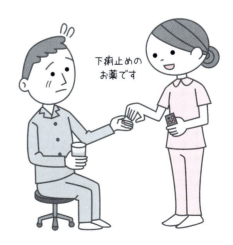

**文　献**

1）有害事象共通用語規準 v4.0 日本語訳 JCOG版

## 3 がん薬物療法のワザを知る―レジメンが分かればケアの仕方がみえてくる

# ④乳がん：ペルツズマブ＋トラスツズマブ＋DOC（ドセタキセル）療法

### ポイントはコレ！

☞ HER2陽性進行・再発乳がんに対する一次治療として最も治療効果の高い治療法。
☞ DOCは6サイクルまで併用を目指す。
☞ DOCを除いた抗HER2抗体薬2剤（ペルツズマブ＋トラスツズマブ）での治療継続も可能。

### レジメン

| 治療の日数（日） | 1 | 2 | 3 | 4 | 5 | 6 | 7 | 8 | … | 20 | 21 |
|---|---|---|---|---|---|---|---|---|---|---|---|
| ペルツズマブ | ○ | ― | ― | ― | ― | ― | ― | ― | … | ― | ― |
| トラスツズマブ | ○ | ― | ― | ― | ― | ― | ― | ― | … | ― | ― |
| ドセタキセル（DOC） | ○ | ― | ― | ― | ― | ― | ― | ― | … | ― | ― |

＊○：投与日／―：休薬日
＊ペルツズマブの用量：初回840mgを60分かけて静注。2回目以降は420mgを60分かけて静注（患者の状態により30分まで短縮可）。3週間隔。
＊トラスツズマブの用量：初回8mg/kgを90分かけて投与。2回目以降は6mg/kgを90分かけて投与（患者の状態により30分まで短縮可）。3週間隔。
＊DOCの用量：1回75mg/m$^2$を60分かけて静注。3週間隔。
＊適応：HER2過剰発現が確認された乳がん。

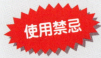

- 3剤のいずれかに対して過敏反応を呈する患者。
- 重篤な心障害を有する患者。
- 妊婦または妊娠している可能性のある婦人。
- 重篤な骨髄抑制の合併がある患者。
- 感染症を合併している患者。
- 発熱し，感染症の合併が疑われる患者。

### ペルツズマブ＋トラスツズマブ＋DOC療法で注意しなければならないことは？

① HER2陽性の進行・再発乳がんの一次治療で使用する。
② 3週間に1回，ペルツズマブ→トラスツズマブ→DOCの順で投与する。
③ ペルツズマブとトラスツズマブにはローディング・ドーズがある（初回投与時の投与量が多い）ため，

**これに気を付けて！－ペルツズマブ＋トラスツズマブ＋DOC療法で起こりやすい副作用**

- 急性反応：過敏反応（DOC）と，インフュージョンリアクション（ペルツズマブ，トラスツズマブ）
- 下痢　　・好中球減少　　・発熱性好中球減少症　　・浮腫　　・心不全　　・脱毛　　・爪障害

治療計画を確認する。
④胸部レントゲン検査，心電図検査，心エコー検査などの心機能評価の検査が行われているかを確認する。治療経過中も定期的な心機能評価が大切。
⑤3剤併用は6サイクルを目指す。7サイクル以降はDOCを抜いてもよい。
⑥DOCの副作用が強い場合は，6サイクル前でもDOCを抜いてもよい。

## ペルツズマブ＋トラスツズマブ＋DOC療法による副作用の対処法は？

①前投薬としてデキサメサゾンと抗ヒスタミン薬を用いて過敏反応とインフュージョンリアクションを予防する。
②下痢にはロペラミドを使用するが，好中球減少時は感染性下痢との鑑別のため，発熱の有無，下痢の発現時期，頻度を確認する。
③発熱性好中球減少症の予防には，治療前に歯周病，総胆管結石，大腸憩室，痔瘻などの合併症がないことを確認。合併していたら，まずは合併症の治療を行う。
④浮腫はDOCの副作用としても，トラスツズマブの心不全兆候としても生じうる。浮腫が生じたらまず休薬した後，原因に応じた治療を行う。
⑤爪障害の予防に効果が期待できるものとして，治療中の局所の冷却がある。

## ペルツズマブ＋トラスツズマブ＋DOC療法のケアのポイントは？

①3薬剤全てに急性期副作用（過敏反応，インフュージョンリアクション）があるので，治療開始時に十分な患者観察を行う。くしゃみや鼻閉も見逃さない。
②治療前の採血結果，特に好中球数の確認はチーム全員で行う。
③脱毛は必発なので，心のケアと共にウィッグの使用など生活の工夫のアドバイスを行う。アピアランス・ケアも重要となる。
④浮腫へのケアとして，皮膚の保湿，リンパマッサージなど正しい方法を教育する。
⑤下痢に対する患者教育も必要。止痢剤の服用方法について確認しておく。
⑥指先や爪辺縁部分の乾燥，亀裂，爪の変形などの爪障害の予防のため，保湿を丁寧に行うことを説明する。また，爪の手入れの方法を教育する。

【長田真由美】

### 文献

1) Swain SM et al：Pertuzumab, Trastuzumab, and Docetaxel in HER2-Positive Metastatic Breast Cancer. N Engl J Med 372：724-734(2015)

## 3 がん薬物療法のワザを知る―レジメンが分かればケアの仕方がみえてくく

# ⑤胃がん：CapeOX療法
（カペシタビン＋オキサリプラチン）

### ポイントはコレ！

☞ CapeOX療法は内服と静脈注射を組み合わせた，通院可能な治療である。副作用症状に対する患者のセルフケアと服薬管理におけるアドヒアランスを高める関わりが重要となる。

☞ 副作用である末梢神経症状・手足症候群は，継続により徐々に増強する。生活に支障をきたしやすく，減量の基準にもなる。さらに，末梢神経症状は治療を終了しても症状が完全に消失しない場合が多く，症状に対する患者の受けとめを把握するよう関わることも欠かせない。

☞ 胃切除術後の患者では手術の後遺症として食欲減退や体重低下をきたしやすく，服薬へも影響する。治療開始前の栄養状態や食事状況を確認し，治療中の変化にも注目したい。

### レジメン

| 治療の日数（日） | | 1 | 2 | 3 | 4 | 5 | 6 | 7 | 8 | 9 | 10 | 11 | 12 | 13 | 14 | 15 | 16 | 17 | 18 | 19 | 20 | 21 |
|---|---|---|---|---|---|---|---|---|---|---|---|---|---|---|---|---|---|---|---|---|---|---|
| カペシタビン（Cape） | 朝 | ― | ○ | ○ | ○ | ○ | ○ | ○ | ○ | ○ | ○ | ○ | ○ | ○ | ○ | ○ | ― | ― | ― | ― | ― | ― |
| | 夕 | ○ | ○ | ○ | ○ | ○ | ○ | ○ | ○ | ○ | ○ | ○ | ○ | ○ | ○ | ― | ― | ― | ― | ― | ― | ― |
| オキサリプラチン（L-OHP） | | ○ | ― | ― | ― | ― | ― | ― | ― | ― | ― | ― | ― | ― | ― | ― | ― | ― | ― | ― | ― | ― |

＊○：投与日／―：休薬日

＊Capeの投与量：Day 1夕からDay 15朝まで1回1,000mg/$m^2$を1日2回内服。その後7日間休薬。

＊L-OHPの投与量：Day 1に1回130mg/$m^2$を2時間かけて静注。

＊1コース21日間で，胃がん術後の補助化学療法で8コース（24週）実施，治療切除が不能な進行・再発の胃がん患者には担当医師の判断に基づき，可能な限り継続するレジメンである。

＊悪心や嘔吐，食欲不振などの消化器症状が現れることがあるため，支持療法として5-$HT_3$受容体拮抗薬，デキサメタゾンなどの前投与が推奨される。投与例としては，L-OHPの前投与としてパロノセトロン0.75mg＋デキサメタゾン6.6mgを10分かけて静注する。

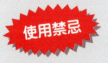

- テガフール・ギメラシル・オテラシルカリウム配合剤（S-1）を服用中，および投与中止後7日以内の患者。
- フルオロウラシル，L-OHPに対する過敏症がある患者。
- ワルファリンを投与中の患者。

### CapeOX療法で注意しなければいけないことは？

① L-OHPは重篤なアレルギー，アナフィラキシーショックを起こすことがある。投与時には薬剤や医師

> **これに気を付けて！－CapeOX療法で起こりやすい副作用**
>
> ① **手足症候群**：手掌や足底に水疱，紅斑，疼痛，腫脹などが発現する。
> ② **神経症状**：投与直後から現れる急性症状（手足・口唇周囲の神経障害や咽喉頭の感覚異常）と累積投与量に依存すると言われる慢性症状（手足における感覚性の機能障害）がある。
> ③ **吐き気・嘔吐**：催吐リスクはCapeが軽度，L-OHPが中等度である。吐き気に至らなくとも食欲不振は生じることがある。

への連絡体制など対応できる環境を整え，症状の有無には注目して観察する。初回投与だけでなく，繰り返し投与している場合にも起きる可能性がある。患者へも十分オリエンテーションを行い，呼吸困難感や掻痒感などの異常を感じた時は，速やかに医療者に知らせるよう説明しておく。

②末梢静脈より投与する場合，末梢神経症状のひとつとして，投与部位にしびれるような強い痛みが発現する。2～3日で消失するが，痛みの部位や皮膚の発赤・腫脹の有無，留置針の逆血などを観察し，末梢神経症状と血管外漏出を鑑別し，適切に対処する必要がある。

③Capeは途中で内服を忘れても，Day 15夕以降に服用しないよう患者に説明する。

## CapeOX療法による副作用を防ぐ／軽減させるための手立ては？

①手足症候群の予防・対応は，保湿と物理的刺激の軽減が重要である。入浴直後などに保湿クリームを使用したスキンケアを継続して行うよう説明する。また，足底は常に刺激が加わり症状が発現・増強しやすいことから，靴下の着用を勧める。症状の強い時にはステロイド外用剤も検討する。

②L-OHPによる急性の末梢神経症状は寒冷刺激に反応する。冷えた床や金属製の手すり，冷たい飲料などに痛みやしびれを感じるので，手袋・靴下の着用や常温の飲料を勧める。また，点滴投与の部位に発現する症状は，開始前よりカイロなどで温めながら治療するのも有用である。

## CapeOX療法を用いる際のケアのポイントは？

①自宅で発現する副作用症状が多いため，発現時期やセルフケアの方法など患者自身が対応できるよう情報提供を行う。また，来院時には患者が副作用症状の変化や自宅での困りごとを表現できるよう，記録をつけることを勧めるのもひとつの方法である。

②手足症候群や末梢神経症状は，服のボタンがかけにくい，履物や物にぶつかる感覚が鈍るなど日常生活に支障をきたす。治療継続のためには，具体的な内容を聞き取り，生活の工夫を共に考えることも求められる。

【小園香奈子】

**文　献**
1) 中外製薬株式会社：医薬品インタビューフォーム　ゼローダ錠300　2016年8月改訂
2) 株式会社ヤクルト本社：医薬品インタビューフォーム　エルプラット点滴静注液　50mg　100mg　200mg　2016年10月改訂

### 3 がん薬物療法のワザを知る―レジメンが分かればケアの仕方がみえてくる

# ⑥膵がん：GEM + nab-PTX 療法
（ゲムシタビン＋アルブミン懸濁型パクリタキセル）

### ポイントはコレ！

☞ 血液毒性が強く発現することがあるため，患者が自宅で対処できるように発現時期や対処方法を説明する。

☞ 膵・胆道がんは，発熱が胆管炎，ステント閉塞による症状であったり，食欲不振や悪心が十二指腸浸潤（狭窄）の症状であることも考えられるため，薬物療法の副作用かどうかのアセスメントが必要になってくる[1]。

### レジメン[2,3]

| 治療の日数（日） | 1 | 2 | 3 | 4 | 5 | 6 | 7 | 8 | 9 | 10 | 11 | 12 | 13 | 14 | 15 | 16 | … | 28 |
|---|---|---|---|---|---|---|---|---|---|---|---|---|---|---|---|---|---|---|
| アルブミン懸濁型パクリタキセル(nab-PTX) | ○ | ― | ― | ― | ― | ― | ― | ○ | ― | ― | ― | ― | ― | ― | ○ | ― | … | ― |
| ゲムシタビン（GEM） | ○ | ― | ― | ― | ― | ― | ― | ○ | ― | ― | ― | ― | ― | ― | ○ | ― | … | ― |

\* ○：投与日／―：休薬日

\* nab-PTX の用量：1回125mg/m$^2$を生食100mLに懸濁し，30分かけて投与。Day 1，8，15。

\* GEM の用量：1回1,000mg/m$^2$を生食100mLに懸濁し，30分かけて投与。Day 1，8，15。

\* 4週間（3週投薬・1週休薬）を1コースとして，継続不可な副作用や明らかな病状進行がない限り繰り返す。副作用により減量が必要な場合は，nab-PTX 100mg/m$^2$/日，GEM 800mg/m$^2$/日に1段階減量する。

● パロノセトロン0.75mg＋デキサメタゾン6.6mgを生食50mLに懸濁し，15分かけて静注。

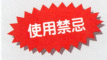

① **GEM**：高度な骨髄抑制／胸部レントゲンで明らかで，かつ症状のある間質性肺炎，既往に間質性肺炎や肺線維症がある患者／胸部への放射線療法施行／重症感染症の合併／GEMに対し重篤な過敏症の既往／妊婦または妊娠している可能性がある患者。

骨髄抑制のある患者は用量制限毒性であり，感染症を伴い重篤化する可能性がある。

② **nab-PTX**：nab-PTX または，パクリタキセル，アルブミンに対し過敏症の既往のある患者。

### GEM + nab-PTX 療法で注意しなければいけないことは？

#### ① GEM

・30分以上かけて投与すると骨髄抑制が強く発現するため，必ず30分以内で投与する。

## これに気を付けて！－GEM ＋ nab-PTX 療法で起こりやすい副作用[2,3)]

① MPACT 試験 （n=431）

| 副作用 | 発現率（％） |
|---|---|
| 疲　労 | 17 |
| 下　痢 | 6 |
| 末梢神経障害 | 17 |
| 好中球減少 | 38 |
| 発熱性好中球減少症※ | 3 |
| 血小板減少 | 13 |

② 国内第Ⅰ/Ⅱ相試験 （n=34）

| 副作用 | 発現率（％） |
|---|---|
| 下　痢 | 5.9 |
| 末梢神経障害 | 5.9 |
| 好中球減少 | 67.6 |
| 発熱性好中球減少症※ | 2.9 |
| 血小板減少 | 5.9 |

（全 Grade　※のみ Grade 3 以上）

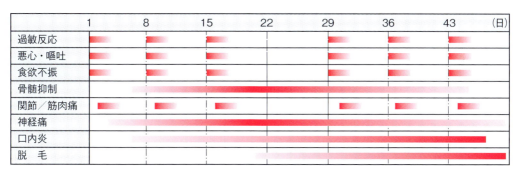

- 末梢神経障害は QOL を低下させるため，憎悪時は nab-PTX の休薬・減量を検討する必要がある。
- nab-PTX による黄斑浮腫は，頻度は少ないが治療が遅れると視力の回復が困難になる可能性があるため，眼の異常が現れた場合には早期に眼科を受診し，診断がついた場合は休薬，中止の検討を行う[4)]。

- 投与時に血管痛が生じやすいため，投与中は保温を行うと軽減されることがある。
- 炎症性抗がん薬であるが，漏出量が多いと起壊死性抗がん薬と同様の症状が生じるおそれがある。

② nab-PTX
- 起壊死性抗がん薬で，少量の漏出でも強い疼痛を伴う皮膚壊死や潰瘍形成を起こすおそれがある。
- 特定生物由来製剤であるため，院内の血液製剤取扱い規約に沿って取り扱う必要がある。

### GEM ＋ nab-PTX 療法による副作用を防ぐ／軽減させるための手立ては？

① 発熱性好中球減少症に対しては，G-CSF 製剤の投与と抗菌薬投与で対応する。
② 爪の変形や変色も特徴的な副作用である。爪変形や変色のリスクを説明し，患者の希望に応じて投与時の手指の冷却を行う。

## GEM＋nab-PTX療法を用いる際のケアのポイントは？

①白血球減少，好中球減少時期と具体的な感染予防行動を伝える。悪心，嘔吐，食欲不振や発熱が発現した場合は，病院を受診してもらうよう説明する。

②血小板減少の時期と症状について伝え，強い摩擦などを予防してもらう。また，歯肉出血や鼻出血が持続する場合は，病院へ連絡するように説明する。

③末梢神経障害の発現に合わせ，患者へどのような日常生活への影響が出ているかを確認し，転倒予防や家事を行う時の対処方法などについて日常生活指導を行う。

④間質性肺炎の初期症状を説明し，乾性咳嗽の発現や異常を感じた場合は受診してもらうよう説明する。

【髙橋かおる】

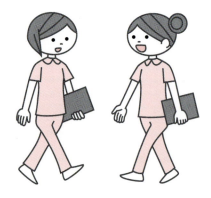

文　献

1) 足利幸乃ほか：がん看護　22(3)：367-373(2017)
2) 大鵬薬品：適正使用ガイド　抗悪性腫瘍剤アブラキサン点滴静注用100mg　膵癌
3) 日本イーライリリー：ジェムザール適正使用ガイド－非小細胞肺癌・膵癌・胆道癌・卵巣癌・悪性リンパ腫編

Memo

## 3 がん薬物療法のワザを知る―レジメンが分かればケアの仕方がみえてくる

# ⑦胆道がん：GEM + CDDP 療法
（ゲムシタビン＋シスプラチン）

### ポイントはコレ！

☞ Grade 3以上の好中球減少が25％以上に認められるため，患者へ発現時期や感染予防行動を説明する[1]。

☞ シスプラチン（CDDP）は低用量で投与前に大量の補液を必要としないが，投与前後は十分な水分の摂取を促す。

### レジメン

| 治療の日数（日） | 1 | 2 | 3 | 4 | 5 | 6 | 7 | 8 | 9 | … | 21 |
|---|---|---|---|---|---|---|---|---|---|---|---|
| ゲムシタビン（GEM） | ○ | ― | ― | ― | ― | ― | ― | ○ | ― | … | ― |
| シスプラチン（CDDP） | ○ | ― | ― | ― | ― | ― | ― | ○ | ― | … | ― |

＊○：投与日／―：休薬日

＊ GEM の用量：1回1,000mg/m$^2$を生食100mLに懸濁し，30分かけて投与。Day 1, 8。

＊ CDDP の用量：1回25mg/m$^2$を生食500mLに懸濁し，1時間かけて投与。Day 1, 8。

＊ 3週間（2週投薬・1週休薬）を1コースとして，継続不可能な副作用や明らかな病状進行がない限り，繰り返す。副作用により減量が必要な場合は，GEM 800mg/m$^2$/日に1段階減量する。

● パロノセトロン0.75mg＋デキサメタゾン（DEX）9.9mg/3mLを生食50mLに懸濁し，10分かけて静注。

● 治療前に生食500mLを30分かけて静注。

● 治療後に生食500mLを1時間かけて静注。

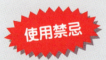

- GEM に関しては，GEM＋アルブミン懸濁型パクリタキセル（nab-PTX）療法の使用禁忌と同様。
- CDDP は低用量だが，腎機能が低下している患者には慎重に投与する。

### GEM + CDDP 療法で注意しなければいけないことは？

- GEM に関しては，GEM＋nab-PTX 療法の注意点と同様。
- CDDP，GEM ともに炎症性抗がん薬であり，血管外漏出に注意して投与管理を行う。

## これに気を付けて！ーGEM＋CDDP療法で起こりやすい副作用[1]

| 副作用 | 発現率（％） |
| --- | --- |
| 好中球減少 | 25.3 |
| 疲　労 | 18.7 |
| 嘔　吐 | 5.1 |
| 悪　心 | 4.0 |
| 肝障害 | 16.7 |

（全 Grade　※のみ Grade 3以上）

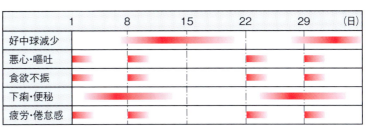

### GEM＋CDDP療法による副作用を防ぐ／軽減させるための手立ては？

①神経毒性，腎障害予防のため，できるだけ投与前，投与後2〜3日は多めに水分を摂取するように説明する[4]。
②悪心・嘔吐対策として，投与後2〜3日目に DEX 8 mg/日の内服が推奨されている。
③骨髄抑制は day 7 前後から発生するため，感染予防行動がとれるように説明する。

### GEM＋CDDP療法を用いる際のケアのポイントは？

①悪心・嘔吐，食欲不振や発熱が発現した場合は，病院を受診してもらうよう説明する。
②間質性肺炎の初期症状を説明し，乾性咳嗽の発現や異常を感じた場合は受診してもらうよう説明する。

【髙橋かおる】

### 文　献
1) 室　圭ほか：消化器がん化学療法レジメンブック．日本医事新報社，東京（2016）p.169-186

### 3 がん薬物療法のワザを知る―レジメンが分かればケアの仕方がみえてくる

# ⑧腎細胞がん：スニチニブ単剤療法

### ポイントはコレ！

- ☞ 28日間内服し14日休薬するため，レジメンの理解が重要となる。
- ☞ 投与後の手足症候群や下痢など，副作用症状を理解する。
- ☞ 血圧測定など，患者がセルフモニタリングできるように指導する。

### レジメン

| 治療の日数（日） | 1 | 2 | 3 | … | 26 | 27 | 28 | 29 | 30 | 31 | … | 40 | 41 | 42 |
|---|---|---|---|---|---|---|---|---|---|---|---|---|---|---|
| スニチニブ | ○ | ○ | ○ | … | ○ | ○ | ○ | ― | ― | ― | … | ― | ― | ― |

＊○：投与日／―：休薬日

＊スニチニブの投与量：1日1回50mgを28日間連続で経口投与し，その後14日間休薬とする。これを1コースとして，投与を繰り返す。

＊対象患者：根治切除不能または転移性の腎細胞がん。

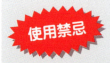

医薬品添付文書[1]では，次の患者には投与しないこととされている。
①本剤の成分に対し過敏症の既往歴のある患者。
②妊婦または妊娠している可能性のある女性。
③QT間隔延長またはその既往歴のある患者（QT間隔延長が悪化もしくは再発するおそれがある）。

### 腎細胞がんに用いるスニチニブで注意しなければいけないことは？

①本剤はCYP3A4によって代謝されるため，併用するCYP3A4阻害薬あるいは誘導薬については可能な限り他の類薬に変更する，または当該薬剤を休薬するなどを考慮する[1]とされている。例として，CYP3A4阻害薬やグレープフルーツジュースとの併用で，本剤の血中濃度が上昇する可能性や，CYP3A4誘導薬やセイヨウオトギリソウとの併用で，本剤の血中濃度が低下する可能性があることが報告されている[1]ため，患者の内服薬を確認する。特に，治療中のグレープフルーツジュースの摂取は控えるよう指導する。
②高血圧が生じる可能性があるため，普段の血圧値を確認しておく。
③心臓血管疾患がないかどうか，胃十二指腸潰瘍，消化管転移がないかどうか[2]を確認する。

## これに気を付けて！－スニチニブ単剤療法で起こりやすい副作用

- 手足症候群
- 高血圧
- 甲状腺機能低下症
- 下痢や悪心，嘔吐などの消化器症状
- 骨髄抑制
- 出血
- 肝機能障害
- 口内炎
- 消化管穿孔

## スニチニブによる副作用を防ぐ／軽減させるための手立ては？

①手足症候群の予防のために保湿をし，手足に過度な圧力がかからないように指導する。
②患者自身で毎日血圧を測定してもらい，記録に残すことで血圧の推移が分かるようにする。
③骨髄抑制が生じることを予測し，手洗い・うがいの感染予防行動を指導する。
④内服期間と休薬期間があるため，患者のアドヒアランスが高められるよう，患者の薬剤管理能力をアセスメントし，治療用の日記を用いるなど確実な内服・休薬ができるよう援助する。

## スニチニブを用いる際のケアのポイントは？

①**骨髄抑制**：手洗い・うがいの感染予防行動を指導する。また，骨髄抑制について，筆者は患者へ採血データを見せながら指導し，客観的データを見せている。患者自身がより自分の状態を理解できるようなケアが重要である。

②**手足症候群**：手足の清潔を保ち，保湿が大切であることを指導する。筆者の施設では，治療開始前から皮膚科と連携し，事前に皮膚のアセスメントや保湿剤を処方するなど，早期からの予防に努めている。また，熱い風呂やシャワーを避けることをはじめ，手足に強い圧力が加わらないような生活など，患者の個々の生活に応じて一緒に対策を考えていく。

③**高血圧**：入院当初から患者自身で血圧を測定してもらい，血圧の推移が分かるように指導する。特に血圧の上昇や，血圧上昇に伴う症状発現がある際は，速やかに医療者へ連絡するよう指導する。

④**その他**：腎細胞がんでは骨など他臓器へ転移している患者が多く，スニチニブを長期間内服する際には，副作用症状のみに焦点を絞るのではなく，がん性疼痛やPSの変化，治療や予後への不安など患者のQOLの維持・向上の視点で関わることが重要である。

【青柳秀昭】

### 文 献

1) ファイザー株式会社：「スニチニブ」添付文書より
   http://pfizerpro.jp/documents/lpd/sut01lpd.pdf
2) 古瀬純司：プロフェッショナルがんナーシング2013年別冊　がん化学療法の薬―抗がん薬・ホルモン剤・分子標的薬―はや調べノート．メディカ出版，大阪（2013）p.27

## 3 がん薬物療法のワザを知る―レジメンが分かればケアの仕方がみえてくる

# ⑨卵巣がん：TC + BEV 療法
（パクリタキセル＋カルボプラチン＋ベバシズマブ）

### ポイントはコレ！

☞ 婦人科がん（特に進行した卵巣がん）では標準治療となりつつある BEV は TP 療法*，GC 療法**とも併用され，維持療法で長期間継続する可能性がある）。
☞ 卵巣がんにおいては無増悪生存期間（PFS）の延長が望める。
☞ BEV の投与開始時期と副作用には注意が必要である。
☞ 副作用に注意して通院治療が可能となる。

＊パクリタキセル＋シスプラチン
＊＊ゲムシタビン＋カルボプラチン

### レジメン

| 治療の日数（日） | 1 | 2 | 3 | … | 20 | 21 |
|---|---|---|---|---|---|---|
| パクリタキセル（PTX） | ○ | ― | ― | … | ― | ― |
| カルボプラチン（CBDCA） | ○ | ― | ― | … | ― | ― |
| ベバシズマブ（BEV） | ○ | ― | ― | … | ― | ― |

＊○：投与日／―：休薬日
＊ PTX の用量：175mg/m² Day 1
＊ CBDCA の用量：AUC6 Day 1
＊ BEV の用量：15mg/kg Day 1

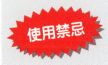

①使用薬剤に対する重篤な過敏反応の既往がある患者。
②播種が腸管に深く浸潤している，炎症性腸疾患の治療歴がある，腸管切除などの消化管合併症がある患者には，慎重投与と消化管穿孔の早期発見が必要。

### TC + BEV 療法で注意しなくてはならないこと

①過敏反応，アナフィラキシーショックの可能性があり，事前に予防薬としてステロイドと抗ヒスタミン薬の投与が必須となる。投与終了まで心電図モニター装着や，バイタルサイン測定などのモニタリングも必要である。
② PTX はアルコール含有のため，顔面紅潮が発現しやすく，症状が過敏反応であるかどうかの判断が必要となる。
③ PTX 結晶として析出する可能性があるので，投与時は専用フィルターを使用する。
④ BEV 使用の際，術後 1 ヵ月以内または創傷がある場合，消化管穿孔（GOG-0218試験では TC + BEV 療法→プラセボ維持で 4 例，TC + BEV 療法→ BEV 維持で 2 例の治療関連死が報告されている），創傷治癒遅延の恐れがあり，投与開始時はこれらに該当していないことを確認する必要がある。

### これに気を付けて！－TC＋BEV療法で起こりやすい副作用

TC療法によるもの：骨髄抑制／末梢神経障害（手足のしびれ）／脱毛

BEVによるもの：高血圧／消化管穿孔／蛋白尿

## ■ TC＋BEV療法の副作用を防ぐ／軽減する

① **悪心や腎機能障害への対処**：予防的に制吐薬を内服したり，食べやすい食品の選択や分食が効果的である。腎機能障害は顕著ではないが，できるだけ水分摂取が望ましく，当院では1L／日は摂取するように勧めている。味覚障害も発現しやすく，味付けの工夫や口腔ケア，亜鉛不足時には補充も検討する。

② **セルフケア**：副作用を軽減するには患者自身がセルフケアに関心をもち，行動することが重要である。末梢神経障害は個人差があるが，発現すると長期間にわたることが多い。治療開始前から手足の掌握運動や皮膚の保湿が望ましい。骨髄抑制に対しては生ものの摂取を控えたり，感染予防行動が必要となる。

③ **体力維持**：症状が強い時期を避け，家事や散歩など適度に運動することは，副作用を軽減すると共に，治療継続にも効果的である。

## ■ TC＋BEV療法を用いる際のケアのポイントは？

① **脱毛への対処**：9割以上に発現し，女性にとっては精神的ダメージとなりやすい。発現時期（治療後10日前後）を伝え，脱毛の出方や治療前にある程度短くカットしておくこと，発現し始めにはまめに掃除をする，一時的にはキャップやバンダナなどで散らばらないようにする，脱毛後の頭皮ケアなど，具体的にイメージできるような説明が重要となる。また患者の生活スタイルに合わせて治療前にウィッグの準備も検討するとよいだろう。

② **セルフモニタリング**：手術の有無に関わらず腸閉塞の症状が発現しやすいため，症状と排便コントロール方法が分かり，実践できるよう指導が必要である。BEV使用の際は毎日の血圧測定と記録が必要で，薬剤師や栄養士などの専門家の介入も望まれる。

③ **精神的苦痛への対処**：1年以上の長期にわたる治療期間が予測される。その間は副作用などの身体的苦痛に加えて気分の落ち込みも懸念される。治療が完遂できることはPFS延長につながることから，専門看護師や心理療法士などの専門家の活用や，使用できる社会資源について情報提供し，窓口を決めておくこともケアのポイントである。またBEVは薬価が高く，長期間使用する場合の経済的負担についても予め患者・家族に説明が必要である。

【佐藤美紀】

#### 参考文献

1) 日本婦人科腫瘍学会編：患者とご家族のための子宮頸がん・子宮体がん・卵巣がん治療ガイドライン2016年4月【第2版】金原出版，東京（2016）p.168-178
2) 日本婦人科腫瘍学会編：卵巣がん治療ガイドライン2015年4月【2015年版】金原出版，東京（2015）
3) 佐々木常雄ほか監修，新井敏子ほか編集：そこが知りたい！がん化学療法とケア：2011年3月【第2版】総合医学社，東京（2011）p.26-29，p.35-39，p.146-148，p.192-196，p.202-208

## 3 がん薬物療法のワザを知る—レジメンが分かればケアの仕方がみえてくる

# ⑩前立腺がん：DOC単剤療法
（ドセタキセル）

### ポイントはコレ！

☞ 点滴投与時に過敏反応がないか観察する。
☞ 投与中の血管外漏出に注意する。
☞ 投与後の骨髄抑制など，副作用症状を見据えてセルフケアの指導を行う。

### レジメン

| 治療の日数（日） | 1 | 2 | 3 | 4 | 5 | 6 | 7 | … | 15 | 16 | 17 | 18 | 19 | 20 | 21 |
|---|---|---|---|---|---|---|---|---|---|---|---|---|---|---|---|
| 生理食塩液 | ○ | — | — | — | — | — | — | … | — | — | — | — | — | — | — |
| 前投薬：デキサメタゾン | ○ | — | — | — | — | — | — | … | — | — | — | — | — | — | — |
| ドセタキセル（DOC） | ○ | — | — | — | — | — | — | … | — | — | — | — | — | — | — |
| プレドニゾロン（PSL） | ○ | ○ | ○ | ○ | ○ | ○ | ○ | … | ○ | ○ | ○ | ○ | ○ | ○ | ○ |

＊○：投与日／—：休薬日

＊DOCの投与量：75mg/m$^2$を3週間間隔で投与する（1時間以上かけて点滴静注する）。

＊PSLの投与量：10mg/日を朝・昼食後に内服する。

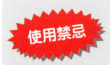

医薬品添付文書[1]では，次の患者には投与しないこととされている。
①重篤な骨髄抑制のある患者（重症感染症などを併発し，致命的となることがある）
②感染症を合併している患者（感染症が増悪し，致命的となることがある）
③発熱を有し感染症の疑われる患者（感染症が増悪し，致命的となることがある）
④本剤またはポリソルベート80含有製剤に対し重篤な過敏症の既往歴のある患者
　（本剤はポリソルベート80を含有する）

### 前立腺がんに用いるDOC療法で注意しなければいけないことは？

①溶解液にエタノールが含まれているため，アルコール過敏の有無について事前に問診する。
②過敏反応は本剤の投与開始から数分以内に起こることがある[1]。投与時は過敏反応の観察を十分に行う。
③壊死性抗がん薬を含むため，血管外漏出時には皮膚障害の危険を伴う。投与中は穿刺部位の発赤・疼痛・腫脹などの異常，薬液の滴下速度の変化に注意し，患者へは「異常を感じたらナースコールを」と指導する。
④「骨髄抑制を有するので，血液データに留意し，投与当日の好中球数が基準未満なら投与を延期すること[1]」となっているため，血液データに留意する。

## これに気を付けて！－ DOC単剤療法で起こりやすい副作用

- 骨髄抑制
- 過敏反応
- 末梢神経障害
- 爪の変化や浮腫
- 脱毛
- 食欲低下などの消化器症状

### DOC療法による副作用を防ぐ／軽減させるための手立ては？

①投与時の過敏反応の観察を十分に行う。投与開始後1時間は頻回にバイタルサインを測定し，投与開始直後はなるべく患者の側に付き添うなど，状態を観察する。異常時は速やかに医師へ報告する。
②血管外漏出を防ぐため，血管確保時には前腕など血管が太く，よく観察できる部位を選択し，逆血の有無など確実な血管確保を確認する。患者にも血管外漏出の徴候を事前に伝え，早期発見できるように指導する。
③過敏反応や血管外漏出などの副作用を「起こり得ること」として予測し，患者と関わることが重要である。

### ドセタキセル療法を用いる際のケアのポイントは？

①**骨髄抑制**：好中球減少が生じる可能性が高いため，手洗い・うがいの感染予防行動を指導する。また，好中球減少自体は自覚症状がほとんどないため，筆者は患者へ採血データを見せながら指導を行っている。客観的データを見せることで患者自身がより自分の状態を理解できるようなケアが重要である。
②**過敏反応**：投与開始直後に発現の可能性があるため，バイタルサイン測定や過敏反応の有無を観察する。
③**末梢神経障害**：初期症状として多いのは，感覚の鈍麻，手足のしびれや痛みなど。投与後14日頃の発現もあるため，患者の生活に注意し，症状の有無や末梢神経障害が患者の日常生活におよぼす影響を観察する。
④**爪の変化や浮腫**：浮腫の投与コース別発現率は1コース目で2.3％，6コース目で14.3％[2]と，投与コース数により上昇する。患者には，上下肢の浮腫や体重増加がないか日々観察するよう指導する。また，爪の変色・変形，爪が脆くなるなどの症状が発現する[3]。治療開始時から爪の保清や保湿，保護を指導する[3]。
⑤**脱毛**：投与後2～3週間後から髪が抜け落ちるが，可逆的である。個人差はあるが，発毛が始まるのは投与終了後1～2ヵ月頃であることを指導する。DOC療法継続中では脱毛は継続するため，それに伴うボディーイメージの変化について患者の理解や受け止めを確認し，帽子着用など必要な援助をする。
⑥**食欲低下など消化器症状**：悪心や嘔吐などが投与後に生じる可能性があり，症状の有無・程度を観察していく。また，対処として制吐薬の使用など症状マネジメントを行う。食べやすい食事内容について患者と一緒に考え，食事が苦痛とならないよう援助する。
⑦**その他**：前立腺がんでは，骨などに転移をしている患者も多いので，薬剤の副作用のみではなく，がん性疼痛など他の症状やADL（日常生活動作）の変化，予後への不安（精神面）など，包括的な視点で援助していく。

【青柳秀昭】

文献
1) サノフィ(株)：「ドセタキセル」添付文書　https://e-mr.sanofi.co.jp/-/media/EMS/Conditions/eMR/di/tenpu/taxotere_inj.pdf
2) サノフィ(株)：「ドセタキセル」インタビューフォーム　https://e-mr.sanofi.co.jp/-/media/EMS/Conditions/eMR/di/interview/taxotere.pdf?la=ja-JP
3) 勝俣範之ほか：がん治療薬まるわかりBOOK．照林社，東京（2015）p.109

## 3 がん薬物療法のワザを知る―レジメンが分かればケアの仕方がみえてくる

## ⑪大腸がん：FOLFOX + Pmab 療法
（フルオロウラシル＋レボホリナート＋オキサリプラチン＋パニツムマブ）

### ポイントはコレ！

- ☞ *KRAS* 遺伝子野生型の切除不能進行・再発大腸がんに対する一次治療，二次治療で使用されるレジメン。
- ☞ オキサリプラチン（L-OHP）によるアレルギー症状に注意。
- ☞ L-OHP による末梢神経障害が悪化すると日常生活に支障をきたすことがある。
- ☞ パニツムマブ（Pmab）による皮膚障害の予防にはセルフケアが重要。
- ☞ フルオロウラシル（5-FU）の46時間持続投与は自宅での投与が可能。

### レジメン

| 治療の日数（日） | 1 | 2 | 3 | 4 | 5 | 6 | 7 | 8 | 9 | 10 | 11 | 12 | 13 | 14 |
|---|---|---|---|---|---|---|---|---|---|---|---|---|---|---|
| フルオロウラシル（5-FU）【急速静注】 | ○ | ― | ― | ― | ― | ― | ― | ― | ― | ― | ― | ― | ― | ― |
| フルオロウラシル（5-FU）【持続静注】 | ○ | ○ | ― | ― | ― | ― | ― | ― | ― | ― | ― | ― | ― | ― |
| レボホリナート（l-LV） | ○ | ― | ― | ― | ― | ― | ― | ― | ― | ― | ― | ― | ― | ― |
| オキサリプラチン（L-OHP） | ○ | ― | ― | ― | ― | ― | ― | ― | ― | ― | ― | ― | ― | ― |
| パニツムマブ（Pmab） | ○ | ― | ― | ― | ― | ― | ― | ― | ― | ― | ― | ― | ― | ― |

\*○：投与日／―：休薬日
\* 5-FU【急速静注】の投与量：400mg/m$^2$
\* 5-FU【持続静注】の投与量：2,400mg/m$^2$（46時間）
\* l-LV の投与量　　　　　：200mg/m$^2$
\* L-OHP の投与量　　　　：85mg/m$^2$
\* Pmab の投与量　　　　 ：6mg/kg　　　　　【mFOLFOX6を用いた場合の投与量】

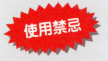

- ・L-OHP または他の白金製剤にアレルギーの既往がある患者。
- ・機能障害を伴う重度の感覚異常または知覚不全のある患者（末梢神経症状が増悪する可能性がある）。

### FOLFOX + Pmab 療法で注意しなければいけないことは？

① L-OHP によるアレルギーは7～10サイクル目以降に多く発現する。
②末梢神経障害には可逆的である急性神経障害と，投与量が蓄積すると増強する慢性神経障害がある。慢性神経障害は治療を中止してもすぐには症状が軽快しないことがほとんどである。日常生活に支障をき

## これに気を付けて！－ FOLFOX ＋ Pmab 療法で起こりやすい副作用

| 副作用の種類 | 頻度（%）全 Grade | 頻度（%）Grade ≧3 | 副作用の種類 | 頻度（%）全 Grade | 頻度（%）Grade ≧3 |
|---|---|---|---|---|---|
| 好中球減少症 | 59 | 40 | 食欲不振 | 30 | 4 |
| 下痢 | 56 | 16 | 口内炎 | 26 | 5 |
| 発疹 | 54 | 17 | 低マグネシウム血症 | 26 | 6 |
| 悪心 | 41 | 14 | 嘔吐 | 25 | 2 |
| 疲労 | 33 | 7 | 爪囲炎 | 20 | 11 |
| ざ瘡様皮膚炎 | 32 | 10 | 掻痒症 | 20 | 2 |

武田薬品工業株式会社，ベクティビックス適正使用ガイド－第6版－より

たすような症状がないかよく聞き，L-OHP の減量や休薬，対症療法について医師と相談しながら治療の継続を決定していく必要がある。

③ Pmab を投与すると1週間後からざ瘡様皮疹が発現し，その後全身の皮膚乾燥や落屑，6週間後からは爪囲炎などが発現しやすい。症状の悪化は，社会生活の制限を余儀なくされたり，日常生活に支障をきたす。

④皮下埋め込み型ポートを挿入していれば，在宅で46時間かけて5-FU の持続投与が可能である。患者がポート周囲の観察や薬剤ボトルの管理，ポート針の抜針などを安全に実施できるよう，指導が必要である。

## 副作用を防ぐ／軽減させるための手立ては？

①アレルギー症状として，顔面紅潮や手掌の紅潮，喉頭違和感，膨隆疹などが発現したらすぐに投与を中止し，バイタルサインのチェックと，薬物投与（d-クロルフェニラミン，ステロイド，$H_2$ブロッカー）を行う。急激に症状が進行することがあり，早期発見と早期対応が重要である。呼吸障害や血圧低下を認めたら直ちにアドレナリンなどの薬物投与を行う。

②急性末梢神経障害は投与中もしくは投与後すぐに発現し数日で消失する。寒冷刺激で誘発されるので，L-OHP 投与後数日間は冷たいものに直接触れないよう指導する。慢性神経障害が増悪した場合は，漢方薬，ビタミン薬，プレガバリン，オピオイドなどが対症療法として処方されるが，L-OHP の減量や休薬も必要になる。

③皮膚障害の予防には保湿を行い，皮膚のバリア機能を守ることが重要である。治療開始時から保湿剤の使用を実施してもらう。ざ瘡様皮疹には，抗菌薬や部位別にステロイド軟膏が処方されるので，皮疹が出たら早めに軟膏を使用するよう指導する。爪囲炎については，写真を用いてどのような症状が出たら注意が必要かを説明する。必要時，スパイラルテーピング法や軟膏の使用方法について指導する。

④ Pmab の投与により電解質異常をきたすことがある。投与開始後2～3ヵ月で起こり，長期投与で増悪しやすい。脱力感や筋力の低下，悪心などの症状が発現することもある。自覚症状と採血データに注

意し，必要であれば電解質補正を行う．

##  ケアのポイントは？

①アレルギー症状の初期症状を患者に伝え，少しでも症状があれば我慢せずに医療者に報告するよう指導する．アレルギー発生時の対応について，医療チームでシミュレーションをしておくことも重要である．
②末梢神経障害は治療を中止してもすぐには治癒しないことを患者に伝えておく．症状が強い場合には，治療を継続するか否かの意思決定が必要になる．日常生活上の支障（字が書けない，ボタンが掛けられない，箸が持てないなど）は具体的に把握して医師に伝え，医師と患者が治療の継続について十分に話し合えるよう支援する．
③スキンケアのポイントは，清潔・保湿・外的刺激の除去である．洗い方や保湿剤のつけ方，直射日光を避けるなど，患者が毎日の生活で実施可能な方法を具体的に説明する．抗菌薬の内服や数種類の軟膏が部位別に処方されるため，適切に薬剤が使用されるよう支援する．
④皮下埋め込み型ポートの管理については，薬液注入中の観察のポイント，トラブル発生時の対処法，治療終了時の抜針方法などを説明し，ポートの模型などで実践して練習してもらうとよい．当院では，院内共通のパンフレットを作成しており，それをもとに病棟でも外来でも指導をしている．患者やその家族だけでは管理が困難と考える時には，訪問看護師に訪問を依頼することもある．

【小沢　香】

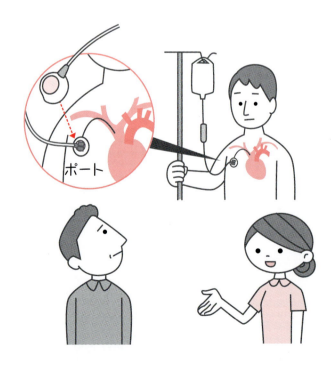

**参考文献**
1) 佐々木常雄ほか編：新 がん化学療法ベスト・プラクティス．照林社，東京（2012）

Memo

## 3 がん薬物療法のワザを知る―レジメンが分かればケアの仕方がみえてくる

# ⑫急性骨髄性白血病（AML）： IDR + Ara-C 療法
（イダルビシン＋シタラビン）　　　　　　　　　　　　　　　　【寛解導入療法】

###  ポイントはコレ！

☞ CV カテーテルから24時間持続の抗がん薬投与となる。
☞ 感染症対策として経口抗菌薬の予防投与を行う。
☞ 薬物療法終了後には強力な骨髄抑制が発現する。

### レジメン

寛解導入療法（M3を除く65歳以下の AML で完全寛解到達まで最大で 2 コース繰り返す）

| 治療の日数（日） | 1 | 2 | 3 | 4 | 5 | 6 | 7 | 8 | … | 14 |
|---|---|---|---|---|---|---|---|---|---|---|
| イダルビシン（IDR） | ○ | ○ | ○ | ― | ― | ― | ― | ― | … | ― |
| シタラビン（Ara-C） | ○ | ○ | ○ | ○ | ○ | ○ | ○ | ― | … | ― |

＊○：投与日／―：休薬日
＊ IDR の投与量：12mg/m² 　30分静注
＊ Ara-C の投与量：100mg/m² 　24時間持続静注

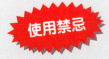

① IDR や Ara-C に重篤な過敏症の既往歴がある患者
② 重篤な感染症を合併している患者や骨髄抑制のある患者
③ アントラサイクリン系薬剤など，心毒性を有する薬剤の使用が限界量に達している患者や心機能異常または既往歴のある患者
④ 重篤な肝障害，腎障害のある患者

### 急性骨髄性白血病に用いる寛解導入療法で注意しなければいけないことは？

①診断時期から正常血球が少ないため，CV カテーテル挿入時の出血のリスクが高い。
②診断時から易感染，貧血，出血傾向にあり，治療による骨髄抑制時期にはさらなる増悪が予測される。
③腫瘍細胞が多い場合は腫瘍崩壊症候群のリスクが高まる。

### これに気を付けて！―寛解導入療法で起こりやすい副作用

・悪心の発現
・腫瘍崩壊症候群
・播種性血管内凝固症候群（DIC）
・発熱性好中球減少症
・Ara-C による発熱や皮疹などの過敏反応や粘膜炎

## 寛解導入療法による副作用を防ぐ／軽減させるための手立ては？

①悪心に対して定期的な制吐薬を使用する。
②腫瘍崩壊症候群やDICを早期のうちに発見し，治療する。
③重症感染症を防ぐため，発熱時には早急に抗菌薬の投与を開始する。
④Ara-C投与の過敏反応である皮疹や発熱に対し，適切な対応をする。
⑤Ara-C投与による結膜炎予防のために，ステロイド薬の点眼を行う。

## 寛解導入療法を用いる際のケアのポイントは？

　身体面においては，薬物療法開始後1週間頃から骨髄抑制による易感染，貧血，出血傾向のリスクが高まる。それぞれが身体におよぼす影響は大きく，患者は入院時よりさらに体調の悪さを自覚する。発熱には抗菌薬の投与，貧血や血小板減少にはそれぞれの成分輸血を行うなど早急な対応を必要とするため，バイタルサインや血液データの観察は必要不可欠である。そして易感染状態になった場合は，感染のリスクを最小限にとどめる必要がある。そのために，行動範囲を制限することや手洗い・うがいの励行とマスク着用，食事は生ものを避けるなどの感染予防行動がとれるようなセルフケア支援が必要となってくる。

　患者は風邪のような自覚症状で診察を受けるが，突然，白血病という人生を揺るがす重大な診断を受ける。そして診断からすぐ入院治療を迫られ，直ちにCVカテーテル挿入と，これまで経験したことのない24時間持続投与の抗がん薬治療が始まる。短時間であるが故に，病気であること，治療を開始しなければいけないことを患者や家族が受容する時間はないに等しい。医師から十分説明を受けて治療開始という意思決定をしたとはいうものの，病気や治療の全体について理解するのはとても困難な状況と言える。そのような患者や家族に，治療の流れや血液データに基づいた身体の状況を分かりやすいようタイムリーに説明していくことが求められる。

　また，家族間での役割変更や経済的な問題などが生じる危険がある。寛解後も地固め療法を繰り返すので，治療中，患者の家族役割の遂行や就労の継続は難しくなる。こと経済面では，入院治療費が長期かつ高額であり，入院当初から医療チームとして社会的支援に目を向けることが治療継続につながる。

　さらに，白血病という重大な病気に罹患することで，「どうして自分が病気になったのか」「この病気にかかったのは，これまでの人生の報いなのか」など様々な想いが患者に生じる。そして，これまでの人生を振り返って「今までの人生は間違っていたのか」など人生の意味を見失う危険が潜んでいる。このような場合は看護師が患者の想いを聞きつつ寄り添うことで，患者が他者から理解されていること，自分の人生に意味があることを実感していただく。これが長い治療を継続するカギとなり得る。

【三津橋梨絵】

## 3 がん薬物療法のワザを知る―レジメンが分かればケアの仕方がみえてくる

## ⑬-1 CD20陽性びまん性大細胞型B細胞性リンパ腫：R-CHOP療法
（リツキシマブ＋シクロホスファミド＋ドキソルビシン＋ビンクリスチン＋プレドニゾロン）

### ポイントはコレ！

☞ リツキシマブによるインフュージョンリアクションに注意。

☞ 体調を自己管理し，セルフケアできるような支援が必要。

### レジメン

| 治療の日数（日） | 1 | 2 | 3 | 4 | 5 | 6 | 7 | 8 | … | 21 |
|---|---|---|---|---|---|---|---|---|---|---|
| R：リツキシマブ | ○ | ― | ― | ― | ― | ― | ― | ― | … | ― |
| C：シクロホスファミド（CPA） | ― | ○ | ― | ― | ― | ― | ― | ― | … | ― |
| H：ドキソルビシン（DXR） | ― | ○ | ― | ― | ― | ― | ― | ― | … | ― |
| O：ビンクリスチン（VCR） | ― | ○ | ― | ― | ― | ― | ― | ― | … | ― |
| P：プレドニゾロン（PSL） | ― | ○ | ○ | ○ | ○ | ― | ― | ― | … | ― |

＊○：投与日／―：休薬日

＊リツキシマブの用量：375mg/m$^2$（Day 1に投与するのが一般的だが規定はない）[1]

＊CPAの用量：750mg/m$^2$

＊DXRの用量：50mg/m$^2$

＊VCRの用量：1.4mg/m$^2$（最大2.0mg）

＊PSLの用量：100mg/body　Day 2～5，1日2回連日内服

＊3週ごと投与。　限局期：3コース＋放射線療法　進行期：6～8コース

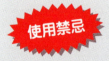

①リツキシマブの成分またはマウス蛋白質由来成分に対する重篤な過敏症，またはアナフィラキシー反応の既往歴のある患者[1]。

②CPAの成分に対して重篤な過敏症の既往歴のある患者。／ペントスタチンを投与中の患者。／重症感染症を合併している患者。

③従来のDXR製剤またはDXRの成分に対して過敏症の既往歴のある患者。

④VCRの成分に対して重篤な過敏症の既往歴のある患者。／脱髄性シャルコー・マリー・トゥース病の患者。／髄腔内への投与。

⑤PSLの成分に対して過敏症の既往歴のある患者。

## これに気を付けて！－R-CHOP療法で起こりやすい副作用

- インフュージョンリアクション（特に初回投与時注意！）
- 腫瘍崩壊症候群（TLS）
- 血管外漏出（発生した場合の組織傷害が強い）
- 悪心・嘔吐
- 末梢神経障害
- 便秘
- 心毒性（頻度は少ないが，発症した場合，不可逆的である）
- 過敏反応

## R-CHOP療法で注意しなければならないことは？

### ①インフュージョンリアクション
　リツキシマブはCD20抗原に結合するヒトキメラ型モノクローナル抗体であり，インフュージョンリアクション（悪寒，戦慄，頭痛，咳嗽，呼吸困難，喘息症状など）が生じる。

### ②リツキシマブの投与速度[1]（患者の状態により，注入開始速度は適宜減速する）
- 初回投与時：患者の状態を十分観察しながら，その後注入速度を30分ごとに50mg/時ずつ上げる。最大400mg/時まで速度を上げることが可能。
- 2回目以降：初回投与時に発現した副作用が軽微であった場合，100mg/時まで上げて開始し，その後30分ごとに100mg/時ずつ上げる。最大400mg/時まで上げることが可能。

＊注入速度に関連して血圧下降，気管支痙攣，血管浮腫などの症状が発現するので，注入速度を守り，注入速度を上げる際には特に注意すること。症状が発現した場合は注入速度を緩めるか，もしくは中止する。重篤な症状の場合は直ちに投与を中止し，適切な処置を行う。また，投与を再開する場合は症状が完全に消失した後，中止時点の半分以下の注入速度で投与を開始する。

## R-CHOP療法による副作用を防ぐ／軽減させるための手立ては？

① リツキシマブによるインフュージョンリアクション予防のために，前投薬としてアセトアミノフェンやNSAIDs，抗ヒスタミン薬，副腎皮質ステロイドなどを使用する。

② CHOP療法は高催吐リスクであるため，2日目より5-HT$_3$受容体拮抗薬，アプレピタント，デキサメタゾンを使用し，制吐対策をとる。

③ DXRによる心毒性は，蓄積毒性である。心疾患の既往の有無，前治療でアントラサイクリン系薬剤の使用歴および投与量を確認すると共に，治療前の心電図，心エコーなど心機能の確認を行う。

④ 腫瘍量が多い場合，腫瘍崩壊症候群が起こりやすく，腎機能低下などがある場合，さらに発症リスクが高まる。そのため予防対策として，尿酸降下薬の投与および水分負荷および水分出納のモニタリングを行う。

⑤ B型肝炎ウイルスキャリアの患者は，リツキシマブ投与後，HBVが再活性化することにより肝炎の悪化や劇症肝炎をきたす可能性があるので，投与前および定期的なスクリーニングを行う。

## R-CHOP療法を用いる際のケアのポイントは？

　初回治療では副作用を初めて経験することになることから，まず自身の体調をしっかり把握できるように支援する．次に外来で治療を継続するため，副作用について理解し，セルフケアが行えるように自宅での生活をイメージした指導を行う必要がある．

①**インフュージョンリアクション**：喉がいがらっぽい，熱が出てきたなど，軽微な症状でも，投与前にはなかった症状が発現した場合には，すぐにナースコールを押すように指導する．

②**血管外漏出**：トイレや食事をするタイミングなどをアドバイスし，抗がん薬投与中に刺入部の安静保持に努める．また抜針後2～3日は抜針部の観察を自宅でも行うよう指導する．

③**悪心・嘔吐**：固形物の摂取が難しい時は食事形態を変更するなど，水分摂取ができるようにする．

④**便秘**：強固な便秘，イレウスへ移行する可能性もあるため，早期から排便コントロールに努める．

⑤**口内炎**：口腔内を清潔に保ち観察を行うこと，また乾燥しないようにすることを指導する．

⑥**末梢神経障害**：初発症状について説明し，ライフスタイルに合わせた対応を話し合う．

⑦**脱毛**：頭皮のケアを指導．ライフスタイルに合わせたアピアランスケアを行う．

⑧**ステロイドの副作用**：不眠，胃部不快感，高血糖などが発現する可能性があることを説明する．

⑨**出血性膀胱炎**：飲水，排尿を促し，排尿時痛がある場合には，医療者に伝えるよう指導する．

【高尾真紀】

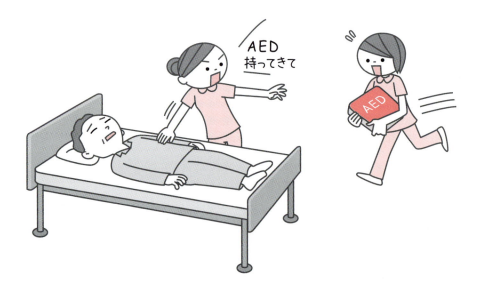

### 文　献
1) 中外製薬：リツキサン添付文書引用
2) 国立がん研究センター内科レジデント編：がん診療レジデントマニュアル2016年10月【第7版】医学書院，東京（2016）p.273【参考文献】
3) 濱　敏弘監修：がん化学療法レジメン管理マニュアル2016年6月【第2版】医学書院，東京（2016）p.410-418【参考文献】
4) 日本臨床腫瘍薬学会監修：がん化学療法レジメンハンドブック2017年3月【第5版】羊土社，東京（2017）p.604-609【参考文献】

# ⑬-2 フィラデルフィア染色体陽性急性リンパ性白血病（ALL）：JALSG Ph（＋）ALL202レジメン（成人）

（シクロホスファミド＋ダウノルビシン＋ビンクリスチン＋プレドニゾロン＋イマチニブ）【寛解導入療法】

## ポイントはコレ！

☞ 腫瘍崩壊症候群の早期発見・早期対応。

☞ 感染症対策の徹底。

## レジメン

| 治療の日数（日） | | 1 | 2 | 3 | … | 8 | … | 15 | … | 21 | 22 | … | 29 | … | 63 |
|---|---|---|---|---|---|---|---|---|---|---|---|---|---|---|---|
| シクロホスファミド（CPA） | | ○ | — | — | … | — | … | — | … | — | — | … | — | … | — |
| ダウノルビシン（DNR） | | ○ | ○ | ○ | … | — | … | — | … | — | — | … | — | … | — |
| ビンクリスチン（VCR） | | ○ | — | — | … | ○ | … | ○ | … | — | — | … | — | … | — |
| プレドニゾロン（PSL） | | ○ | ○ | ○ | … | ○ | … | ○ | … | ○ | — | … | — | … | — |
| イマチニブ | | — | — | — | … | ○ | … | ○ | … | ○ | ○ | … | ○ | … | ○ |
| 髄注 | メトトレキサート（MTX） | — | — | — | … | — | … | — | … | — | — | … | ○ | … | — |
| | シタラビン（Ara-C） | — | — | — | … | — | … | — | … | — | — | … | ○ | … | — |
| | デキサメタゾン（DEX） | — | — | — | … | — | … | — | … | — | — | … | ○ | … | — |

＊○：投与日／—：休薬日

＊CPAの用量：1,200mg/m² 3h
＊DNRの用量：60mg/m² 1h
＊VCRの用量：1.3mg/m² 静注
＊PSLの用量：60mg/m² Day 1〜21 連日内服
＊イマチニブの用量：600mg Day 8〜63 連日内服

＊MTX（髄注）の用量：15mg
＊Ara-C（髄注）の用量：40mg
＊DEX（髄注）の用量：4mg

### 使用禁忌

① CPAの成分に対して重篤な過敏症の既往歴のある患者。／ペントスタチンを投与中の患者。／重症感染症を合併している患者。

② 心機能異常またはその既往歴のある患者。／DNRの成分に対して重篤な過敏症の既往歴のある患者。

③ VCRの成分に対して重篤な過敏症の既往歴のある患者。／脱髄性シャルコー・マリー・トゥース病の患者。／髄腔内への投与。

④ PSLの成分に対して過敏症の既往歴のある患者。

⑤ イマチニブの成分に対して過敏症の既往歴のある患者。／妊娠または妊娠している可能性のある婦人。

## これに気を付けて！ - JALSG Ph（+）ALL202レジメン　寛解導入療法で起こりやすい副作用

- ・腫瘍崩壊症候群　・骨髄抑制　・発熱性好中球減少症　・悪心・嘔吐
- ・高血糖　　　　　・心機能障害　・過敏反応

## JALSG Ph（+）ALL202レジメン寛解導入療法で注意しなければならないことは？

①**感染症対策**：ALLは骨髄不全による発熱，貧血，出血傾向などの症状があり，急性白血病の治療方針である total cell kill のために強力な抗がん薬治療を行う。疾患の影響で易感染状態である上に，治療による骨髄抑制により感染リスクが高まるため，感染症対策は重要である。ALLでは発熱性好中球減少症（FN）の発症率が20%を超える。成人ALLではG-CSFの一次予防的投与は，長期生存の改善にも寄与することが示されており推奨される（一次予防投与：抗がん薬治療の1コース目から，FNを予防する目的で，好中球減少や発熱を確認することなくG-CSFを投与すること）。

②**髄注療法について**：ALLは髄外浸潤による中枢神経障害をきたしやすいため，髄腔内薬物療法（髄注療法）を行う。その際，血小板値や凝固機能の確認を行い，抗凝固薬内服中であれば休薬について医師に確認する。

③**悪心・嘔吐対策**：CPA，DNR，イマチニブは中等度催吐レベルである。またイマチニブは用量に依存する可能性が高いと言われており，悪心・嘔吐対策を早期から継続して講じる必要がある。

④**腫瘍崩壊症候群（TLS）**：ALLは診断時に白血球数が非常に増加していることが多いため，TLS発症リスクが高い。初回治療の初期段階で発生する（治療開始後通常12〜72時間以内）ことが多いが，自覚症状に乏しい。

⑤**心機能障害**：DNR，CPA，VCRおよびイマチニブは，心機能障害を呈する原因薬剤とされている。また糖尿病の既往も心機能障害のリスク因子となるため，血糖コントロールも重要である。

⑥**肝機能障害**：ALLは肝脾腫をきたしやすく，このレジメンは肝臓によって代謝される薬剤が多い。肝機能障害によって，毒性が強くなる可能性もあるため，注意して観察を行う。

## JALSG Ph（+）ALL202レジメン寛解導入療法による副作用を防ぐ／軽減させるための手立ては？

①**感染症対策**：外因性感染予防のため，無菌室あるいは無菌室に準じる管理をし，環境調整を行う。また細菌，真菌感染症予防のため，抗菌薬，抗真菌薬，ST合剤の予防投与を検討する。

②**腫瘍崩壊症候群（TLS）**：
- ・水分負荷・利尿：抗がん薬投与開始の少なくとも24〜48時間前より補液を始める。大量補液（3〜4L/日）を開始して尿流量（100mL/h以上）を確保する。
- ・高尿酸血症予防：核酸から尿酸を作ることを抑制するアロプリノールの予防的内服。
- ・尿のアルカリ化：定期的にpHチェックを行う。クエン酸塩，重曹（炭酸水素ナトリウム）を服用し，

尿酸の結晶化を予防する。
- ・リスク因子：脱水，尿量減少，酸性尿，濃縮尿はリスク因子であるため，治療前には補正する。

③ **高血糖**：PSL 内服による血糖値上昇の有無を定期的にモニタリングする。ステロイドには食欲増進，体重増加作用があるため，高血糖予防の食事指導を行う。

④ **心機能障害**：治療前に心機能評価を行い，また前治療歴を把握する。

⑤ **薬物相互作用**：グレープフルーツジュースでイマチニブを内服すると副作用が強く発現する可能性があるため避けるよう指導する。

## JALSG Ph(＋)ALL202レジメン　寛解導入療法を用いる際のケアのポイントは？

　原疾患あるいは抗がん薬による骨髄抑制に対する適切な輸血療法（赤血球，血小板），感染症対策が必須である。骨髄抑制が強く起こり，期間も長いことから感染症のリスクも高いため，感染予防対策，および治療薬・支持療法薬など多くの内服薬管理など，高いセルフケア能力が必要となる。しかし FN 発症や倦怠感などの副作用により，日常生活動作（ADL）低下を呈すことも多く，セルフケア支援をどのように行うかが重要となる。

① **腫瘍崩壊症候群対策**：飲水を積極的に行うよう指導する。

② **感染症対策**：手洗い・含嗽の徹底，身体の清潔を保つ（シャワー浴），ベッド周辺の整理整頓を行う。倦怠感が緩和される時間に合わせ，できるだけ毎日シャワー浴を行えるよう配慮する。

③ **悪心・嘔吐対策**：定期的および症状発現時に制吐薬の使用を積極的に行う。栄養摂取，飲水励行のため調整を行う。食事が摂れない場合には，中心静脈栄養などを考慮する。

④ **イマチニブ内服指導**：イマチニブの内服が正しく行われるように，服薬指導を行う。

【高尾真紀】

## 参考文献
1) 国立がん研究センター内科レジデント編：がん診療レジデントマニュアル第7版．医学書院，東京（2016）p.248-249
2) 有吉　寛総監修：エビデンスに基づいた癌化学療法ハンドブック2012．メディカルレビュー社，東京（2012）p.530-532
3) 中根　実：がんエマージェンシー化学療法の有害反応と緊急症への対応．医学書院，東京（2015）p.784-97
4) 日本臨床腫瘍学会編：腫瘍崩壊症候群（TLS）診療ガイダンス．金原出版株式会社，東京（2013）
5) 日本癌治療学会編：日本癌治療学会HP．がん診療ガイドライン G-CSF 適正使用診療ガイドライン
6) 畠　清彦ほか編：血液がん患者の治療と看護．がん看護14(2)：150-157，190-197(2009)

## 3 がん薬物療法のワザを知る―レジメンが分かればケアの仕方がみえてくる

# ⑭多発性骨髄腫：BD療法
（ボルテゾミブ＋デキサメタゾン）

**ポイントはコレ！**

☞ 未治療の多発性骨髄腫も適応となり適応範囲が拡大。
☞ 皮下投与製材が開発されて外来での通院治療が可能に。
☞ 多発性骨髄腫の病態と副作用の末梢神経障害が日常生活に与える影響に注目。

**レジメン**

| 治療の日数 | （週） | 1週目 | | | | | | | 2週目 | | | | | | | 3週目 | | | | | | |
|---|---|---|---|---|---|---|---|---|---|---|---|---|---|---|---|---|---|---|---|---|---|---|
| | （日） | 1 | 2 | 3 | 4 | 5 | 6 | 7 | 8 | 9 | 10 | 11 | 12 | 13 | 14 | 15 | 16 | 17 | 18 | 19 | 20 | 21 |
| ボルテゾミブ | | ○ | ― | ― | ○ | ― | ― | ― | ○ | ― | ― | ○ | ― | ― | ― | ― | ― | ― | ― | ― | ― | ― |
| デキサメタゾン | | ○ | ― | ― | ○ | ― | ― | ― | ○ | ― | ― | ○ | ― | ― | ― | ― | ― | ― | ― | ― | ― | ― |

＊○：投与日／―：休薬日
＊ボルテゾミブの用量：1.3mg/m²
＊デキサメタゾンの用量：16.5mg/body（経口の場合は20mg/day）
＊週2回，2週間（Day 1，4，8，11）静脈内（または皮下注射）に投与した後，10日間休薬（Day 12〜21）する。この3週間を1サイクルとして，投与を繰り返す。

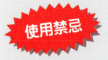

**使用禁忌** ボルテゾミブ，D-マンニトールまたはホウ素に対して過敏症の既往歴のある患者。

## 多発性骨髄腫に用いるBD療法で注意しなければいけないことは？

①肺炎による死亡例が報告されている。既往症に間質性肺炎などの肺障害がなくとも，重症化を未然に防ぐため，息切れや息苦しさなどの症状が発現していないか観察が必要。
②ボルテゾミブを皮下注射する場合には，左右大腿部，腹部など前回と同じ場所への投与を避けること。同じ場所に投与を繰り返すと，皮膚の硬結や萎縮により十分な効果が得られない可能性がある。注射した部位の皮膚症状がないか観察が必要。

### これに気を付けて！－BD療法で起こりやすい副作用

- 肺障害
- 心障害
- 末梢神経障害
- 骨髄抑制
- 発熱
- 投与部位の皮膚炎

## BD療法による副作用を防ぐ／軽減させるための手立ては？

①投与数週間後に起こり得る副作用として，肺障害，心障害がある。肺障害の初期症状は息切れや息苦しさなど感冒症状として見過ごされやすく，心障害は動悸や息切れ，むくみなど患者が自覚しやすい。治療後に症状がある時は肺障害や心障害を疑い，医師の診察を受けるようにする。

②投与10日目頃に骨髄抑制が起こる。粘膜や皮下の出血が生じやすく，出血も止まりにくくなり，転倒や怪我への注意が必要。また，白血球が減少するため易感染状態となる。治療を重ねるため骨髄抑制期が続くので，手洗い，うがい，マスクで感染予防行動を心掛けるよう指導が必要となる。のどの痛み，排尿時痛など炎症に気づいたら早めの受診を促す。

③末梢神経障害の発見が遅れると重症化や不可逆性となる可能性がある。投与前に，既往症として末梢神経障害や糖尿病などの有無を確認しておくこと。投与開始後は日々の状態を記録するよう患者のセルフケアを促進し，医療者と情報を共有して身体の変化を早期に発見する環境づくりが大切。

## BD療法を用いる際のケアのポイントは？

①**治療の目的**：患者が病気の状況やBD療法を受ける目的をどのように受け止めているのかを確認する。患者と医療者が治療の目的を共有することで，治療の継続やセルフケアへのアドバイスなど個々に応じた関わりが可能となる。

②**生活のしにくさ**：末梢神経障害は手足の痛み，しびれ，感覚鈍麻など，個々により感じ方が異なり，生活への支障も様々。ボタンがかけにくい，物をおとしやすいなど，暮らしの中の困難さを確認して，包丁で指を傷つける，やけど，転倒など身体の損傷を避ける生活の工夫を共に考えることが大切となる。

③**症状緩和**：多発性骨髄腫の特徴として，骨髄腫細胞により骨が脆くなり痛みを伴うことがある。BD療法の副作用である末梢神経障害が重なると，歩きにくさなど身体を動かすことが苦痛となり，患者の活動範囲を狭めることがあるので，通院の手段の確認や疼痛やしびれに対する薬物治療を検討する。強い疼痛のために医療用麻薬などを使用する場合もある。

【師岡恵子】

# 4 がん薬物療法の副作用管理
## — その治療を完遂させるためのコツ

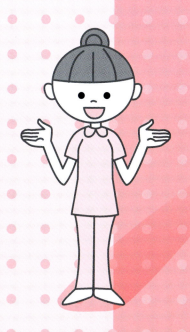

## 4 がん薬物療法の副作用管理—その治療を完遂させるためのコツ

①突然現れる副作用—治療中に「あっ！」と思ったら

# 1 過敏反応・インフュージョンリアクション

**ポイントはコレ！**
- ☞ 過敏反応・インフュージョンリアクションを起こしやすい薬剤の特徴とリスク因子を把握する。
- ☞ 施設で緊急時のマニュアルを決めておき迅速に対応ができる。
- ☞ 症状について説明し患者と共に観察ができ，患者が医療者に症状を伝えることができる。

**この薬剤は要注意！**

- **過敏反応**：比較的頻度が高いものはタキサン系薬剤（パクリタキセル（PTX），ドセタキセル（DOC）），プラチナ系薬剤（シスプラチン（CDDP），カルボプラチン（CBDCA），オキサリプラチン（L-OHP））である。特にPTXでは，初回投与時，投与開始10分以内に生じやすい。CBDCA，L-OHPは薬剤の投与回数が進み，6～8サイクル以降に発症リスクが高まる。その他，L-アスパラギナーゼ，ブレオマイシン，シタラビン，ドキソルビシン（リポソーム化）なども発症が比較的多いとされている。
- **インフュージョンリアクション**：モノクローナル抗体（リツキシマブ，セツキシマブ，トラスツズマブ，ベバシズマブ，パニツムマブ，ラムシルマブ，エロツズマブ）などがある。初回投与時の発症リスクが高いリツキシマブでは，段階的に投与速度を上げた直後も頻度が高い。また，全身状態不良，腫瘍量が多い，胸水などの貯留のある患者も発症リスクが高い。トラスツズマブでは，心肺機能障害などが挙げられる。

**症状はコレ**
軽症では症状がないか軽度で限局性であるが，中等症，重症になるにしたがって重度で全身性の反応となる。

●**過敏反応の症状**
皮　　膚：掻痒感，皮膚紅潮，蕁麻疹，皮疹など
呼吸器系：咳嗽，くしゃみ，鼻閉感，呼吸困難，気道痙攣，胸部や咽頭絞扼感，閉塞感，嗄声，喘鳴など
循環器系：低血圧，頻脈，徐脈など
中枢神経系：めまい，痙攣，意識消失など
消化器系：悪心，嘔吐，腹痛など

●**インフュージョンリアクションの症状**[1]
軽症～中等症：発熱，悪寒，悪心，嘔吐，頭痛，咳嗽，くしゃみ，鼻閉感，発疹など
重　　症：アナフィラキシー様症状，呼吸困難，低酸素症，気管支痙攣，低血圧，肺炎，心障害など

## 過敏反応・インフュージョンリアクションに関連した定義[2,3]

- 過敏反応とは，異物に対する生体防御システム過剰あるいは不適応な反応として発現するために生じる種々の反応である。免疫学的機序で生じるものをアレルギーという。
- アナフィラキシーとは，原因物質の投与直後から発現する比較的急性の生体にとって有害な全身反応である。アナフィラキシーが重篤化し循環不全に陥った状態をアナフィラキシーショックという。
- インフュージョンリアクションとは，主としてモノクローナル抗体の投与中または投与後24時間以内に現れる症状の総称である。

## 過敏反応・インフュージョンリアクションかなと思った時，まずどうする？

①症状発現時は，直ちに抗がん薬の投与を中止する。患者のそばを離れずに応援を呼び，バイタルサイン測定，医師への報告，呼吸・循環動態のモニタリングを行う。原因薬剤が残っているルートから薬剤を投与することがないように，新たに静脈ルートを確保する。アナフィラキシーショックに備え救急蘇生カートを準備する。

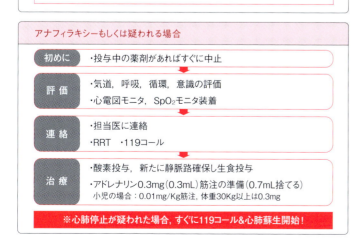

図1 アナフィラキシーへの初期対応例
（日本アレルギー学会編：アナフィラキシーガイドラインより改変，
平成28年11月，北里大学病院リスクマネジメント委員会承認）

②重症度に応じて，施設で緊急時マニュアルの整備を行っておき，迅速に行動する（図1）。

##  過敏反応・インフュージョンリアクションに対するケアのポイントは？

### ①投与前のケア
・過敏反応・インフュージョンリアクションを起こしやすい薬剤の特徴を理解する。
・患者のアレルギー歴や同系統の薬剤への過敏反応の既往，他の薬剤に対する過敏反応の既往などリスク因子を把握する。

### ②投与中のケア
・発症リスクが高い抗がん薬は，前投薬（抗ヒスタミン薬，鎮痛解熱薬，副腎皮質ステロイド薬）を抗がん薬投与前までに投与する。一般的には前投薬は抗がん薬投与30分前までに注射か経口投与される。
・モノクローナル抗体薬は，初回投与時と2回目以降の投与量や投与速度が異なるため，指示にしたがい投与する。
・アナフィラキシーは，投与直後から発現するため10分間は患者に付き添い，バイタルサインに変化はないか，過敏反応の症状はないかを観察する。10分以降も，30分，最低でも1時間は頻回に観察する。薬剤の特徴や患者の個別性もふまえ，施設の投与マニュアルに準じて定期的に観察する。

### ③投与後のケア
・抗がん薬の投与が終了した後も過敏反応・インフュージョンリアクションのリスクがあるため観察を継続する。
・外来患者の場合は，患者・家族に症状の説明を行い，自宅で観察を継続してもらう。

### ④患者ケア
・抗がん薬投与前に，具体的な症状についていつでも見られるようにリーフレットなどで説明を行う。
・過敏反応の発現により，効果のある治療薬が変更になることへの不安や再投与に対する恐怖心など心理面の支援が必要である。

【佐藤久子】

## 文献
1) 渡辺 亨ほか：コンセンサス癌治療 8(31)：178-185(2009)
2) 濱口恵子ほか：がん化学療法ケアガイド．中山書店，東京(2013)p. 108-115
3) 中根 実：がんエマージェンシー．医学書院，東京(2015)p. 44-73

## 4 がん薬物療法の副作用管理—その治療を完遂させるためのコツ
①突然現れる副作用—治療中に「あっ！」と思ったら

# 2　血管外漏出

### ポイントはコレ！

☞ 使用する抗がん薬の組織傷害性に基づく分類と血管外漏出のリスク因子を把握し，定期的に観察する。
☞ 静脈穿刺は適切な部位を選択し，1回の穿刺で確実な固定を行う。
☞ 血管外漏出時は対処を施設で統一しておき，迅速に処置をする。
☞ 患者に血管外漏出の危険性を説明し，患者と共に観察する。

### この薬剤は要注意！

ドキソルビシン，イダルビシン，エピルビシン，ダウノルビシン，アムルビシン，ピラルビシン，パクリタキセル，ドセタキセル，ビノレルビン，ビンクリスチン　など

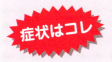
刺入部周囲の紅斑，発赤，腫脹，違和感，灼熱感，点滴速度の減少。
数日後，遅発性に症状が起こる場合もある。

### 血管外漏出とは

血管注入中の薬剤が血管外の皮下組織に漏出することで，抗がん薬投与時の0.5〜6.5％に起きているという報告もある[1]。

抗がん薬の血管外漏出は組織の傷害の程度により分類される（表1）。

#### ①起壊死性抗がん薬（vesicant drugs）
少量の漏出でも紅斑，発赤，腫脹，皮膚壊死，難治性潰瘍を起こす可能性のある薬剤。

#### ②炎症性抗がん薬（irritant drugs）
局所で発赤，腫脹などの炎症性変化を起こすが，一般に潰瘍形成までに至ることはほとんどない薬剤。

#### ③非炎症性抗がん薬（non-vesicant drugs）
炎症や壊死を起こしにくい薬剤。

## 表1 血管外漏出時の組織傷害性に基づく分類

※起壊死性以外に分類されている薬剤でも添付文書上，壊死を起こすことがあると喚起されているものもあるため注意が必要である。

| 壊死性抗がん薬 | 炎症性抗がん薬 | 非炎症性抗がん薬 |
|---|---|---|
| 少量の漏出でも水疱性皮膚壊死を生じ，難治性潰瘍を起こす可能性のある薬剤 | 潰瘍形成には至らないが，局所での炎症を起こす可能性のある薬剤 | 多少漏出しても炎症や壊死を生じにくい薬剤 |
| **アルキル化薬**<br>　ラニムスチン<br>　ベンダムスチン<br>　ニムスチン<br>**抗腫瘍性抗生物質**<br>　ドキソルビシン<br>　イダルビシン<br>　アムルビシン<br>　アクチノマイシンD<br>　ダウノルビシン<br>　ピラルビシン<br>　ミトキサントロン<br>　エピルビシン<br>　マイトマイシンC<br>**抗腫瘍性植物成分**<br>　アルブミン懸濁型パクリタキセル<br>　ビンブラスチン<br>　ビンクリスチン<br>　カバジタキセル<br>　パクリタキセル<br>　ドセタキセル<br>　ビノレルビン<br>　ビンデシン | **アルキル化薬**<br>　イホスファミド<br>　シクロホスファミド<br>　ストレプトゾシン<br>　ダカルバジン<br>　メルファラン<br>　テモゾロミド<br>**抗腫瘍性抗生物質**<br>　ドキソルビシン（リポソーム化）<br>　アクラルビシン<br>**抗腫瘍性植物成分**<br>　イリノテカン<br>　ノギテカン<br>　エトポシド<br>　エリブリン<br>**代謝拮抗薬**<br>　フルオロウラシル<br>　ネララビン<br>　エノシタビン<br>　クラドリビン<br>**白金製剤**<br>　ネダプラチン<br>　オキサリプラチン<br>　カルボプラチン<br>　ミリプラチン<br>　シスプラチン<br>**分子標的治療薬**<br>　トラスツズマブエムタンシン<br>　ゲムツズマブオゾガマイシン | **抗腫瘍性抗生物質**<br>　ブレオマイシン<br>**代謝拮抗薬**<br>　ペメトレキセド<br>　シタラビン<br>　ゲムシタビン<br>　アザシチジン<br>　フルダラビン<br>　メトトレキサート<br>**酵素製剤**<br>　L-アスパラギナーゼ<br>**分子標的治療薬**<br>　オファツムマブ<br>　セツキシマブ<br>　ブレンツキシマブ ベドチン<br>　ベバシズマブ<br>　ニボルマブ<br>　ラムシルマブ<br>　テムシロリムス<br>　ペルツズマブ<br>　トラスツズマブ<br>　パニツムマブ<br>　ボルテゾミブ<br>　モガムリズマブ<br>　イピリムマブ<br>**その他**<br>　三酸化ヒ素 |

平成28年2月15日　北里大学病院化学療法管理指導委員会承認

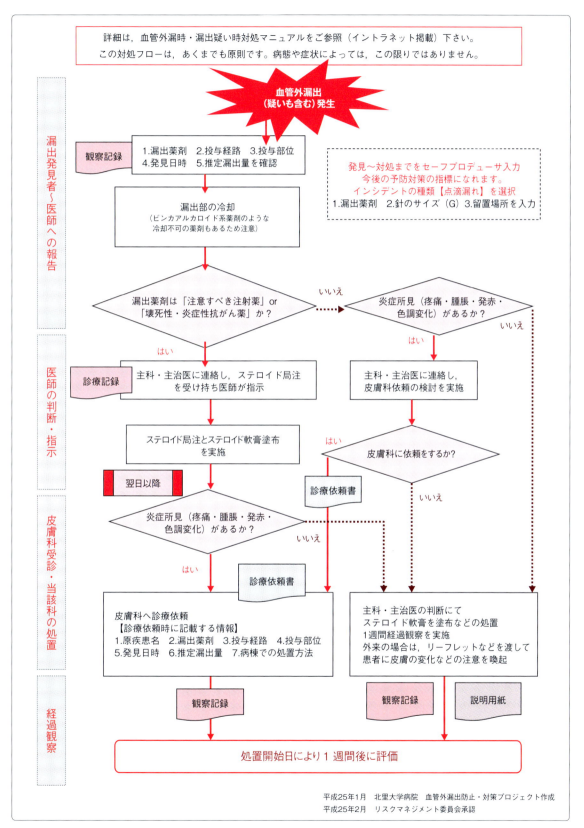

図1 血管外漏出(疑い)時対処フロー

### 1. ステロイドの局注

ベタメタゾン注4mg/1mL/A＋生理食塩液4mL→計5mLの溶液に調整

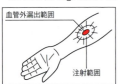

ベタメタゾン注4mg/1mL/Aに生理食塩液4mLを加え5mLとした液を、1ヵ所あたり0.2〜0.5mLを漏出範囲よりも大きく、かつ中心部に向かってまんべんなく何ヵ所かに皮下に局注する。
範囲が広い場合には、ベタメタゾン注(4mg/1mL/A)を2A(=8mg)に生理食塩液8mLを加え10mLとし、同様に局注する。

図1. ステロイドの局注の方法（医師が実施）

### 2. ステロイド軟膏の塗布・冷却方法

医師の指示にて、ステロイド軟膏の塗布や漏出部位を冷やす。

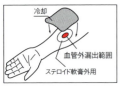

・ステロイド軟膏（クロベタゾール軟膏など）を広範囲に塗布（1日2回）
※1 患部の冷却
　→漏出した薬剤によって冷却の可否が異なることがあるため薬剤部に確認。
※2 ビンカアルカロイド系薬剤（ビンクリスチン、ビンブラスチン、ビノレルビン、ビンデシンなど）、エトポシド、オキサリプラチンは、冷却が症状を悪化するとされている。

図2. ステロイド軟膏塗布，漏出部冷却方法
（医師または看護師が実施）

→冷却は、患部を圧迫せず、アイスノン®、保冷剤などを用いて行う。また冷やしすぎに注意すること（1回15分程度、1日2〜4回）
→ケトプロフェンなどの外用薬の湿布は使用しない（適応外使用のため）。
→0.1％アクリノール液による湿布は、接触性皮膚炎などの副作用が報告されていることや、薬液の色で皮膚状態の観察が難しいため基本的に使用はしない。

図引用：石原和之ほか：抗がん剤の血管外漏出とその対策　協和発酵，平成15年．（北里大学病院血管外漏防止・対策プロジェクト作成）

**図2　漏出部位の処置方法（例）**

**表2　血管外漏出のリスク因子[4]**

| | |
|---|---|
| ・弾力性や血流量の低下した血管（高齢者など） | ・24時間以内に穿刺した部位より遠位側の血管 |
| ・栄養状態不良患者 | ・関節運動の影響を受けやすい部位（確実な固定が難しい） |
| ・肥満患者（静脈の確認が難しい） | ・血腫，創傷瘢痕がある部位の血管 |
| ・循環障害のある四肢の血管<br>　（上大静脈症候群や腋窩リンパ節郭清後など） | ・腫瘍浸潤部位の血管 |
| ・糖尿病や末梢神経障害を伴う患者<br>　（漏れていても痛みを感じにくい） | ・多剤併用薬物療法の患者<br>・薬物療法を繰り返している患者<br>・初回の薬物療法の患者（患者の経験が少ない） |
| ・細く脆弱な血管 | ・薬剤の濃度やPH、流速量が多いなど血管刺激性がある |
| ・抗がん薬を反復投与している血管 | ・放射線治療を受けた部位の血管 |
| ・輸液などですでに使用している血管ルートの利用 | ・トイレなど移動回数が多い患者 |
| ・同一静脈に対する穿刺のやり直し例 | |

## 血管外漏出かなと思った時，まずどうする？

### ●血管外漏出時は対処を施設で統一しておき迅速に処置する（図1）

①速やかに薬剤の投与を中止，医師に報告，抜針する。抜針前に穿刺針や漏出した皮下組織の薬液や血液を注射器で吸引し抜針する方法を推奨している文献があるが，有効性は証明されていない[2]。

②漏出した抗がん薬の分類（表1）に基づいて副腎皮質ステロイド注射の局所皮下注射や局所外用処置を行う（図2）。副腎皮質ステロイド注射については抗炎症作用として使用する場合が多い。アントラサ

イクリン系抗悪性腫瘍薬の血管外漏出治療薬デクスラゾキサンの使用については，3日間連続投与の場所（通院治療の場合），費用，調製（がん原性試験で陽性）のことなど施設での手順を決め使用する必要がある。
③漏出した薬剤の「薬剤名，濃度，投与部位，漏出量，漏出範囲，漏出時の患者状況，自覚症状，発見日時」を記録に残す。漏出部を写真撮影し継続的に観察する。
④患者・家族に漏出したことについて説明を行う。

## 血管外漏出に対するケアのポイントは？

### ●血管外漏出の予防
①薬物療法前に血管外漏出リスク因子をアセスメントする。
- 血管外漏出時の組織傷害性に基づく分類（表1）とリスク因子（表2），現病歴や既往歴を把握する。

②静脈穿刺は施設の方針と手順にしたがって，実施者は適切な部位を確認し穿刺を行う。
③薬物療法中は血管外漏出の早期発見のため定期的に観察する。
- 輸液ボトルを挿入部位よりも低い位置に下げ，点滴ライン内への血液の逆流と開通性を確認し点滴を開始する。
- 定期的な観察やトイレなどへの移動後は，穿刺部位とその周囲の発赤・腫脹・疼痛・違和感・圧迫感の有無を確認する。自覚症状がない場合でも，穿刺部位や周囲の発赤や腫脹，薬液が滴下しない，血液の逆流がない，などが起こった場合は血管外漏出の可能性を考え対処する。
- 血管外漏出かどうか判断に悩む場合は，起壊死性抗がん薬は再穿刺も考える。
- 輸液ポンプを使用する場合は，血管外漏出を起こしていても薬液が注入されるためリスクを理解し使用する。
- 血管外漏出と類似した症状として静脈炎，フレア反応の区別をする。
- 中心静脈ポートにおいても血管外漏出は起こり得るため，挿入されている器具の使用方法を理解し施設の手順にしたがって観察する。

④薬物療法終了後は，施設の基準にしたがって投与ルート内に残存した抗がん薬を生理食塩水で流した後に抜針する。投与終了し数日後に血管外漏出の症状が発現することもあるため，通院治療の患者へは局所の観察を継続するよう指導する。

【佐藤久子】

## 文献
1) 古河　洋ほか：第2版 外来がん化学療法 Q&A．じほう，東京(2010)p.98-105
2) 濱口恵子ほか：がん化学療法ケアガイド．中山書店，東京(2013)p.116-126
3) 中根　実：がんエマージェンシー．医学書院，東京(2015)p.17-43【参考文献】
4) 国立がん研究センター内科レジデント：がん診療レジデントマニュアル 第5版．医学書院，東京(2010)p.396-401
5) 佐藤禮子ほか：看護実践ガイドライン．医学書院，東京(2009)p.104-111【参考文献】

# 4 がん薬物療法の副作用管理―その治療を完遂させるためのコツ
②予測される副作用―「その副作用管理なら任せて」と言えるようになるために

# 1 骨髄抑制・発熱性好中球減少症

**ポイントはコレ！**

☞ 抗がん薬投与による白血球（好中球）減少症は，ほとんどの抗がん薬で発現する副作用である。

**この薬剤は要注意！**

白血球減少は，ほぼ全ての抗がん薬

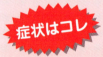
症状はコレ

- ●白血球減少（好中球減少）：風邪のような症状（さむけ，のどの痛みなど），突然の高熱
- ●血小板減少：手足に点状出血，皮下出血斑，易出血（歯茎出血・鼻血・生理などが止まりにくい）
- ●赤血球・ヘモグロビン減少：貧血症状（顔色不良，易疲労感，倦怠感，頭重感，動悸，息切れ，意欲低下，狭心症）

**骨髄抑制とは？**

　抗がん薬は細胞分裂が盛んな腫瘍細胞を標的にするため，腫瘍細胞以外の細胞分裂が盛んな正常細胞まで攻撃する。造血機能を持つ骨髄は，細胞分裂が盛んな造血幹細胞を有しているが，抗がん薬の影響で造血機能が低下する。骨髄抑制は末梢血の血球減少として現れる。

> 正常値（木崎昌弘：系統看護学講座 専門分野Ⅱ 成人看護学4．医学書院，東京（2017）p.19より引用）
> 白血球：3,500～8,500/μL　　好中球：（桿状核球；2～13%　分葉核球；38～58%）
> 赤血球：男 450～500万/μL，女性400～500万/μL
> 血小板：15～33万/μL

**発熱性好中球減少症（FN：febrile neutropenia）とは？**

　抗がん薬投与に伴う高度な好中球減少により，感染性の発熱が生じた状態をいう。好中球減少がより高度になるほど，FN発症および重症化のリスクは高くなる。「日本臨床腫瘍学会：発熱性好中球減少症ガイドライン」では，FNを『好中球数が500/μL（/mm$^3$）未満，あるいは1,000/μL未満で48時間以内に500/μL未満に減少すると予測される状態で，腋窩体温37.5℃以上（口腔内温38℃以上）の発熱を生じた場合』と

定義している。

## ケアのポイント

### ①白血球（好中球）数低下

　抗がん薬投与後，好中球数は一般的に7〜14日で最低値（nadir）となる（疾患および治療の強度，継続状況により時期・期間は異なる）。好中球数の低下に伴い，病原体（細菌，真菌，ウイルスなど）に対する貪食・殺菌の能力が低下して感染症が起きやすくなる。感染経路としては，ⓐ体内（体内に常在する病原体），ⓑ外部（体外から侵入する病原体）の2つがある。そのため，治療前より正しい手洗い・含嗽の方法，外出時のマスク着用などが習慣化できるよう指導する。齲歯や痔核などから重篤な感染症が起こる可能性もあるので，口腔内，皮膚，粘膜の清潔（シャワー浴など）を促す。また，中心静脈カテーテル刺入部からのトンネル感染のリスクが高まるため，不用意に触れないよう患者に指導し，清潔を保つ。さらに食中毒にも注意が必要である。1コース目期間中の好中球数の経時的変化は，2コース目の治療，療養計画立案に役立てられる。そのため患者自身で毎日体調を記録し，2コース目開始前に患者と共に振り返り，セルフケアが行えるよう支援する。

　FNと診断された場合，原因特定のために培養検査（採血など）が行われる。培養検査の終了後，速やかに抗菌薬治療を開始する。その後は「日本版敗血症診療ガイドライン2016」にて推奨されているスコア（非ICU患者に対しては敗血症も考慮し，早期対応につなげるための「quick SOFA（qSOFA）」）を活用し，異常の早期発見に努めねばならない。患者は発熱による身体的苦痛だけでなく，慌ただしく始まる検査，抗菌薬治療などに不安を感じていることも多く，安心・安全に療養できるように説明，環境調整にも配慮が必要となる。

### ②血小板数低下

　抗がん薬投与後，血小板数は一般的に1週目頃から減少し始め，2〜3週で最低値となる（疾患および治療の強度，継続状況により時期・程度は異なる）。自覚症状に乏しく，突然の皮下出血斑，口内出血（粘膜血腫），鼻血，血尿，黒色便などで発現することがある。血小板数が1万/$mm^3$以下になると頻度は高くないが脳内出血など重篤な症状をきたすこともある。出血予防のためのセルフケアが行えるよう患者指導を行う必要がある。特に転倒・転落により重篤な症状を呈する可能性があるため，患者・家族の協力を得る。血小板製剤によるアレルギー反応の頻度は赤血球製剤よりも多く，副作用観察がより重要となる。

### ③赤血球数，ヘモグロビン値低下

　抗がん薬投与後，赤血球数は一般的に2週目以降に減少し（疾患および治療の強度，継続状況によって，時期・程度は異なる）貧血症状を呈する。貧血によって生じる疲労感などによるADL（日常生活動作）低下への援助を行う。またふらつきやめまいなどがある場合，転倒予防対策を強化する。　　　　　【高尾真紀】

**参考文献**
1) 日本臨床腫瘍学会編：発熱性好中球減少症ガイドライン 2012年7月【第1版】．南江堂，東京(2012)p.2-5
2) 日本版敗血症診療ガイドライン2016作成特別委員会編：日本版敗血症診療ガイドライン2016
3) 中根　実：がんエマージェンシー化学療法の有害反応と緊急症への対応．医学書院，東京(2015)p.99-134
4) 医療情報科学研究所編：病気が見える vol.5 血液．メディックメディア，東京(2008)p.2-9
5) 佐藤禮子監訳：がん化学療法・バイオセラピー看護実践ガイドライン．医学書院，東京(2009)p.124-146

## 4 がん薬物療法の副作用管理―その治療を完遂させるためのコツ
②予測される副作用―「その副作用管理なら任せて」と言えるようになるために

# 2　急性肺障害・間質性肺炎

### ポイントはコレ！

☞ 早期発見が重要！継続した呼吸状態の観察を行うと共に，患者がセルフモニタリングできるように指導を行う。

### この薬剤は要注意！

ゲフィチニブ，エルロチニブ，ブレオマイシン，マイトマイシンC，シクロホスファミド，メトトレキサート，ビンブラスチン，エトポシド，ボルテゾミブ

階段や坂道などを登ると息切れがする。
少し無理して動くと息苦しくなる。
空咳が出る・予想外に発熱するなどの症状が突然に発現したり，持続する。

### 間質性肺炎とは？

　肺は，直径0.1～0.2mmほどの肺胞が集まってできている軟らかいスポンジのような組織である。肺胞の壁はとても薄く，毛細血管が網の目のように取り囲んでいる。吸い込んだ空気中の酸素は，肺胞の壁（肺間質）から血液中に取り込まれる。この肺胞の壁や周辺に炎症が起こった病態を間質性肺炎といい，血液に酸素が取り込めず，動脈血液中の酸素が減少した状態（低酸素血症）となり呼吸が苦しくなる。症状は一時的で治る場合もあるが，進行して肺線維症（肺が線維化を起こして硬くなってしまった状態）になる場合もある。

### 間質性肺炎はなぜ起こる？

①肺の細胞自体が傷害を受けて生じるもの
・抗悪性腫瘍薬のような細胞傷害性薬剤による（例：ブレオマイシン，マイトマイシンCなど）。
・投与量や投与期間に依存して生じる。
・使用してから発症まで慢性（数週間～数年）に経過するタイプ。
②医薬品に対する免疫反応が原因と考えられるもの
・初回投与や少量にも関わらず生じる。

・医薬品の使用後，急速（1〜2週間程度）に発症する。
### ③発生時期
・分子標的治療薬（ゲフィチニブ）などは4週間（特に2週間）以内にみられることが多い。

## 間質性肺炎に対するケアのポイントは？

### ①間質性肺炎発症のリスクを知る
治療前の情報収集が重要となる。
・**患者側の因子**：年齢60歳以上／患者の全身状態（特に performance status（PS）2以上）／肺に線維化などの所見の有無／肺手術後／呼吸機能の低下／喫煙歴有／糖尿病／低アルブミン血症／腎障害の存在（薬剤の排泄遅延の可能性が高いため）／栄養食品，サプリメント。
・**治療関連の因子**：放射線照射の併用あるいは既往／高濃度酸素投与／G-CSF の併用／インターフェロン，抗リウマチ薬，生物学的製剤の使用。

### ②間質性肺炎を早期発見するために
・どのような抗がん薬でも間質性肺炎が発症するかもしれないと考え，予測的に観察を継続して行う。
・また間質性肺炎の症状について，分かりやすい言葉で，患者にも説明を十分行っておく必要がある。
・**自覚症状**（医薬品の服用後，1〜2週程度で）：予想外の発熱，息切れ／呼吸困難，乾性咳嗽の有無。
・**検査データ**
　・採血データ：CRP（C反応性蛋白），KL-6，SP-A，SP-D，動脈血ガス分析。
　・白血球数（特に好酸球）の増加，肝機能障害や低酸素血症がみられる。
　・胸部レントゲン：線状影，網状影，蜂巣状陰影など
　・胸部CT：浸潤影，スリガラス影，蜂巣肺など
・**他覚症状**
　・呼吸音の聴取 fine crackles（捻髪音）の有無
　・頻呼吸の有無
　・補助呼吸筋の使用の有無

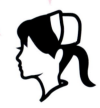

【高尾真紀】

### 参考文献
1) 厚生労働省：重篤副作用疾患別対応マニュアル 間質性肺炎（肺臓炎，胞隔炎，肺線維症）2006年11月.
2) 日本呼吸器学会 薬剤性肺障害の診断・治療の手引き作成委員会：短縮版 薬剤性肺障害の診断・治療の手引き（2013年）
3) 医療情報科学研究所：病気がみえる vol.4 呼吸器．メディックメディア，東京(2010) p.52-158
4) 佐々木常雄ほか：新がん化学療法ベスト・プラクティス．照林社，東京(2012) p.171-177

# 4 がん薬物療法の副作用管理―その治療を完遂させるためのコツ
②予測される副作用―「その副作用管理なら任せて」と言えるようになるために

## 3　悪心・嘔吐

 **ポイントはコレ！**
- 悪心・嘔吐は発現時期により，急性，遅発性，予測性の3つに分類される。
- 悪心・嘔吐の要因には治療関連要因と患者関連要因がある。
- 悪心・嘔吐の予防には各種ガイドラインに応じた制吐薬を適切に使用する。

 **この薬剤は要注意！**

シスプラチン，シクロホスファミド（≧1,500mg/m²）を含むレジメン

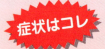 悪心：胸がむかむかしたり，胃腸の内容物を戻しそうになる（主観的な感覚）
嘔吐：胃腸の内容物を口から吐出してしまう（客観的に観察可能）

 **悪心・嘔吐とは？**

　がん薬物療法における悪心・嘔吐は，患者にとって苦痛を伴う副作用のひとつである。近年，制吐薬の開発により以前と比べ患者の苦痛は軽減していると考えられる。しかし，悪心・嘔吐は適切に予防されなければ，およそ70～80％の患者が悪心・嘔吐を経験し（Morrow et al. 2007）高度催吐性の薬物療法を受けているおよそ50～60％は遅発性の悪心・嘔吐を経験する（Grunberg et al. 2004）と報告されている。また，国立がん研究センター中央病院アピアランス支援センターで行われた，抗がん薬治療による副作用苦痛度ランキング（2009年通院治療センターで抗がん薬治療を受けている患者638人に聞きました）では，男女とも悪心は苦痛度ランキングの2位となっていた。悪心・嘔吐は QOL に大きく影響をおよぼす副作用症状といえよう。

 **悪心・嘔吐の要因と看護ケア**

　治療関連要因（使用する薬剤，量，催吐性リスク分類）と患者関連要因（表1）[1]）がある。催吐性リスクは日本癌治療学会作成の催吐薬適正使用ガイドライン[2]や NCCN，MASCC/ESMO，ASCO ガイドラインなどがあり，催吐性リスクは高度（90％以上）中等度（30～90％）軽度（10～30％）最小度（＜10％）に分類され，催吐性リスクに応じた制吐薬の使用を推奨している。
　主な薬剤として，高度リスクでは，シスプラチン，シクロホスファミド（≧1,500mg/m²），中等度リス

クはドキソルビシン，カルボプラチン，オキサリプラチン，イリノテカン，軽度リスクはフルオロウラシル，パクリタキセル，ドセタキセル，ゲムシタビン，最小度リスクではベバシズマブ，ニボルマブなどの分子標的治療薬などがある（ガイドラインによりリスク分類は一部異なる）。

悪心・嘔吐は発現時期により，急性，遅発性，予測性の3つに分類され，使用する予防制吐薬についてもガイドラインの推奨に合わせて適切に使用することが重要となる（表1[1]，図1[2]）。予防的制吐療法により，嘔吐のコントロールには効果がみられているが，悪心はコントロールが不十分で患者の苦痛となっており，今後の課題のひとつといえよう。

急性悪心・嘔吐は抗がん薬投与後から24時間以内に発現し，投与した抗がん薬の種類や投与量，投与スケジュールが影響する[3]。看護師は治療レジメンの制吐薬が予定通り投与されているか確認し，患者の悪心・嘔吐の症状を患者と一緒に観察する。

表1　がん薬物療法に伴う悪心・嘔吐の特徴，分類と関連因子　　　　　　　　　　（文献1）より作成）

| | 発現時期 | リスクファクター | |
|---|---|---|---|
| 急性 | 抗がん薬投与後，数時間以内～24時間以内に発現 | ・女性＞男性<br>・50歳以下（若年層）<br>・進行がん<br>・腫瘍量<br>・依存疾患（例：腸閉塞，膵炎，肝移転）<br>・治療前の不安<br>・痛み | ・倦怠感<br>・PSが低い<br>・薬物療法中の強い味覚障害<br>・消化管のストレス過敏反応<br>・妊娠悪阻の経験<br>・過去に薬物療法に伴う悪心，嘔吐の経験 |
| 遅発性 | 抗がん薬投与後，24時間以降に発現し，6日ごろまで続く | ・シスプラチンを含むレジメン<br>・催吐レベルの高いレジメン<br>・急性期の悪心・嘔吐の不十分なコントロール | |
| 予測性 | 薬物療法初回時には生じず，通常2～3サイクル目に発現する<br>薬物療法投与前（数日前～数時間前）に発現 | ・過去に薬物療法に伴う悪心，嘔吐の経験<br>・若年層や中年（50歳以下）<br>・治療前，中の不安が強い<br>・乗り物酔いしやすい<br>・つわりが強かった，つわりを経験した人 | |

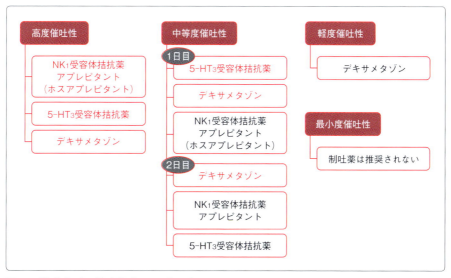

図1　催吐度別　催吐療法アルゴリズム　　　　　　　　　　（文献2）より作成）

予測性悪心・嘔吐の予防は，急性および遅発性悪心・嘔吐のコントロールにより，患者に悪心・嘔吐を経験させないことが重要となる[3]。過去の悪心・嘔吐の経験や治療に対し不安が強いなどの要因が関係するため，ベンゾジアゼピン系抗不安薬が有効である。また，不安を和らげる目的として指圧，鍼治療，音楽療法，漸進的筋弛緩法などの研究も行われているが，単独でのエビデンスは低く，推奨できる方法は明らかになっていない。しかし，悪心・嘔吐の苦痛症状を共有し，患者自身が自分でもできる対処方法を一緒に探していくことと，適切な薬物療法を効果的に組み合わせていくことで患者のセルフケア能力向上と不安軽減にはつながるであろう[4]。

　遅発性悪心・嘔吐は抗がん薬投与24時間後〜6日目頃まで発現し，悪心による食欲低下は患者のQOLや治療継続への意欲低下に影響をおよぼすことがある[3]。シスプラチンを含むレジメンや催吐リスクの高いレジメンを使用する場合，$NK_1$受容体拮抗薬アプレピタントとデキサメタゾンの併用がガイドライン上推奨される。また，急性悪心・嘔吐のコントロールが不十分な時に起こりやすいとされている。治療にはデキサメタゾンが推奨され，$5-HT_3$受容体拮抗薬やメトクロプラミドなどと併用することが推奨されているが，患者の状況や使用する抗がん薬により十分なコントロールが得られないこともある[2]。

 **悪心・嘔吐の観察ポイント**

　患者の悪心・嘔吐の状況をCTCAE（有害事象共通用語規準v4.0日本語訳JCOG版）を用いて客観的に評価し，制吐薬の使用状況や使用後の症状の変化，食事や水分摂取量，体重変化などを患者や家族に丁寧に聞き記録に残し，医療チームで共有する。患者教育としては，食事摂取内容や摂取量，制吐薬の使用回数，使用時間などを観察ノートに記録してもらい，患者が自分自身で副作用の程度や対処をどのように行ったのかを理解できるようにする。看護師は患者と共に副作用や日常生活の様子を確認し，フィードバックしながらセルフケア能力向上を促進していく。

　また，薬剤師や栄養士など医療チームによる介入もカギとなる。薬剤師は，制吐薬の使用方法や適切な制吐薬が処方されているかを評価，指導する。栄養士による栄養状態の評価，味覚障害や食欲低下時の食事指導など他職種での支援体制が患者の悪心・嘔吐による苦痛軽減につながる。

【八柳千春】

**文献**

1) 佐藤禮子監訳，日本がん看護学会翻訳ワーキンググループ訳：がん化学療法・バイオセラピー看護実践ガイドライン．医学書院，東京(2009)p.147-158
2) 日本癌治療学会編：制吐薬適正使用ガイドライン2015年10月第2版．金原出版，東京(2015)p.19-20, 28-29, CQ2, CQ3, CQ9
3) 小松浩子，畠　清彦編：がん化学療法看護テキストブック．真興交易(株)医書出版部，東京(2010)p.95-103（矢ケ崎香）
4) 鈴木志津枝，小松浩子監訳，日本がん看護学会翻訳ワーキンググループ訳：がん看護PEPリソース 患者のアウトカムを高めるケアのエビデンス．医学書院，東京(2013)p.64-84

## 4 がん薬物療法の副作用管理―その治療を完遂させるためのコツ
②予測される副作用―「その副作用管理なら任せて」と言えるようになるために

# 4 心機能障害・高血圧

### ポイントはコレ！

☞ アントラサイクリン系抗がん薬による心機能障害は不可逆的であることが多い。
☞ 早期発見・早期対応が重要であるため，体調のモニタリングなどセルフケア支援を行う。

### この薬剤は要注意！

- **心機能障害**：アントラサイクリン系抗がん薬，トラスツズマブ，シクロホスファミド，フルオロウラシル，パクリタキセル，インターロイキン-2
- **高血圧**：VEGF 阻害薬

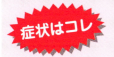

- **心機能障害**：【肺うっ血症状】労作時呼吸困難，易疲労感，発作性の夜間呼吸困難，咳嗽，血痰（泡沫状・ピンク色の痰）
  【全身うっ血症状】下腿浮腫，腹部膨満，食欲不振，陰嚢水腫，急激な体重増加
- **高血圧**：頭痛や耳鳴り，肩こり，しびれ，めまい

### 心機能障害・高血圧とは？

　抗がん薬投与により，心筋に障害が起きることで，うっ血性心不全，不整脈，伝導障害，心筋炎，虚血などが生じる。発生頻度は低いが，不可逆的で適切な予防対策や処置を行わないと重篤化し，時には生命の危険を招く場合もあるため，細心の注意が必要な副作用である。心機能障害のメカニズムは十分に解明されていない。ドキソルビシン（DXR）をはじめとするアントラサイクリン系抗がん薬は，心筋細胞のミトコンドリア機能を障害し，心不全を引き起こす。またトラスツズマブの心筋障害は，心筋細胞表面に表出している標的分子（HER2）とトラスツズマブの結合により，直接的に心筋障害を引き起こす。

　高血圧症は血管内皮成長因子（VEGF）阻害薬の投与にてみられることが多い。VEGF 阻害により，NO 経路（血管拡張作用を持ち，血流が改善する効果がある）を阻害し，高血圧を引き起こすと考えられている。

**代表的な薬剤の特徴**

### ①アントラサイクリン系抗がん薬

- DXRは，累積使用量が500mg/m²以上で有意に心機能障害の発症率が上昇するとされ，心筋障害が存在する場合，500mg/m²以下でも発症することが知られている。アントラサイクリン系抗がん薬により低下した心機能は不可逆性であることが多い。
- 胸部あるいは腹部に放射線療法を受けた患者では心筋障害が増強されるおそれがある。

### ②トラスツズマブ

- 蓄積量によらず，可逆性の心機能低下である。アントラサイクリン系抗がん薬との併用は，心毒性の増強につながるため，併用は避ける。

### ③ベバシズマブの休薬基準（臨床試験）

- コントロール不良の高血圧（収縮期血圧＞150mmHg または拡張期血圧＞100mmHg）または臨床症状のある高血圧。

 **心機能障害・高血圧に対するケアのポイントは？**

### ①症状の早期発見・早期対応が重要！

- 治療前に心機能障害発症のリスク因子（アントラサイクリン系抗がん薬の前治療歴，胸部の放射線治療歴，心血管障害，糖尿病）がないかなどの情報収集を行う。また高齢者や小児では心機能障害が起こりやすいことを念頭に置き，観察を強化する。
- 検査データ結果を把握する。

> 例）心エコー：心機能障害を心臓の運動異常や形態（肥大・拡大・弁の状態），左室駆出率（LVEF）
> 　　胸部エックス線検査：うっ血の程度，胸水の有無，心胸郭比（CTR）
> 　　心電図：不整脈の有無
> 　　脳性ナトリウム利尿ペプチド（BNP）：心臓への負荷の状態

- 治療前にオリエンテーションを行い，心機能障害や高血圧発症のリスクおよびその症状について説明し，患者自身で体調の変化を捉え，症状について医療者へ伝えられるよう日誌記入などを勧める。その際，血圧・体重を毎日同じ条件のもとで測定するよう指導する。
- 症状は継続して客観的な指標を用いて把握し報告する。心電図モニター装着開始およびその期間，血圧測定のタイミングなど計画立案する。
- 抗がん薬治療中，倦怠感や他の副作用がある場合に心機能障害・高血圧の症状に気がつきにくい。
- 高齢者・小児は自身で体調変化を捉えることが難しいことがあるため，家族や介護者にも症状観察を依頼し，必要に応じて訪問看護師などによるモニタリングも検討する。

## ②心機能障害発現後は対症的にケアを行う

- 肺うっ血症状による苦痛を軽減，呼吸困難の緩和のため，オーバーテーブルや安楽枕を使用して，端坐位やファーラー位を保持する。
- 体動による酸素消耗が最小限となるように日常生活を援助する。飲水制限（医師の指示による），酸素投与などにより口腔乾燥がみられ，また頻回の喀痰排出などにより口腔内が汚染しやすい。そのため，口腔内ケアを積極的に行う。
- 体動による酸素消費量増加や倦怠感によって自力での体動が困難となる。また全身うっ血症状により腹部から下半身の浮腫が著明となるため，皮膚損傷および褥瘡発生のリスクが高まる。エアマット使用やスモールチェンジなど褥瘡予防計画を立案する。

## ③精神的支援も忘れずに行う

- 心機能障害の程度によっては，治療中断・中止が検討される。患者・家族の不安が増強する可能性があるため，精神的支援を行う。

【高尾真紀】

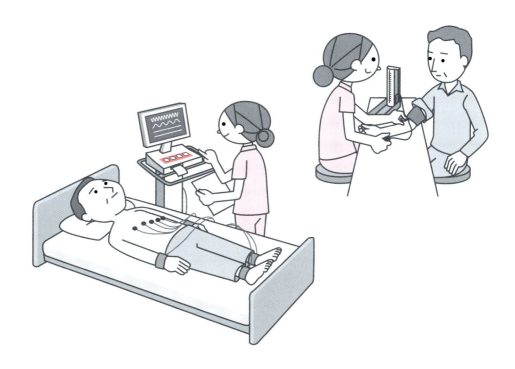

### 参考文献

1) 岡本るみ子ほか編：がん化学療法副作用対策ハンドブック．羊土社，東京(2010)p.66-69
2) 佐々木常雄ほか編：新がん化学療法ベスト・プラクティス．照林社，東京(2012)p.178-187
3) 柳原一広ほか監修：がん化学療法と患者ケア 改訂第3版．医学芸術社，東京(2012)p.218
4) 佐々木常雄ほか監修：Q&Aでナットク がん化学療法と看護．中央法規，東京(2011)p.96-101
5) 佐藤禮子監訳：がん化学療法・バイオセラピー看護実践ガイドライン．医学書院，東京(2009)p.196-208

**4 がん薬物療法の副作用管理―その治療を完遂させるためのコツ**
②予測される副作用―「その副作用管理なら任せて」と言えるようになるために

# 5 疲労・倦怠感

 **ポイントはコレ！**
☞ 副作用管理は症状を理解することから始まる。
☞ 原因はひとつとは限らない，アセスメントを包括的に行う。

 **この薬剤は要注意！**

イホスファミド，カルボプラチン，シスプラチン など

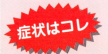 肉体的：だるい，寝ても起きても楽にならない
精神的：動きたくない，やる気が起きない

##  患者の言葉に耳と心を傾ける

　疲労・倦怠感の発症時期はそれぞれで，初回の薬物療法時から訴える患者もいる。そして薬物療法を行っている多くの患者が体験しており，治療回数を重ねるほど蓄積する。次の治療前に減弱することもあるが，持続する不快な症状が特徴といえよう。その表現として，「だるい」「寝ても疲れがとれない」「何もする気が起きない」「集中力がなくなった」「何も考えられない」「身のおきどころがない」などがある。体の疲労だけでなく，精神面の疲労を伴った疲弊とも感じとれる訴えである。
　症状の感じ方はその人にしか分からない主観的な体験であり，症状の程度，持続期間によっては精神面まで影響していることが分かる。そして社会，日常生活にも影響し，全人的苦痛となっている患者は少なくない。薬物療法中の患者と倦怠感について話をした時，「箸さえ重い」と印象的な言葉の表出があった。我々は実体験がないからこそ，その体験をそのまま感じとり，体験しているその人に心を寄せていくことが大切である。

## アセスメントの視点とケアのポイント

　薬物療法は単独で行われることもあれば，手術療法・放射線療法と併用して行うこともある。どの治療法でも疲労・倦怠感を生じることがあるため，治療そのものが原因なのか，副作用によるものか，それ以外の苦痛症状が関連して発現しているのかの判断は難しい。原因が複数で同時期に存在していることもあ

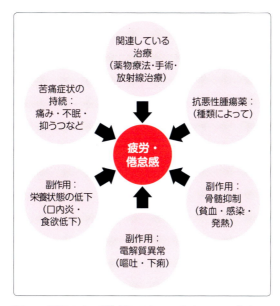

図1　原因または関連要因として考えられる内容

る。

　症状を理解するために，既往疾患を含め図1の視点をもって症状のアセスメントを行う。発症した時期，持続している期間，程度，採血データなど包括的に捉えていく。より客観的に理解するために，倦怠感を評価する質問票や測定のツールを使うことも有効。症状を訴えることができる患者であれば詳しく聞き，看護ケアを考えていくことができる。しかし，ぐったりとしている患者を目の前にすると，どのように声をかけたらよいのか戸惑うことがある。このような時こそ疲労や倦怠感をどう感じ，日常生活や心身にどのような影響がもたらされているか話題にして，患者のつらさに理解を示していくことがケアとなる。

## オリエンテーションで回避を図る

　疲労，倦怠感の治療は，薬物療法などの治療が原因であれば終了することで徐々に改善が図れるであろうし，副作用や関連要因に対しては対症療法が行われる。セルフケアによる確実な予防は難しいこともあるが心構えは備えとなる。症状を知り，生活の中でのエネルギーの使い方などを工夫できるように，治療導入時などのオリエンテーションで説明や指導を行う。

●オリエンテーションのポイントはコレ！
・副作用としての疲労・倦怠感はなぜ起きるのか（原因・関連要因）
・治療前の疲労・倦怠感の有無，対処方法を聞く。
・症状発現時の医療者への伝え方。
・軽減に向けての生活指導を含めた対処方法を提案（次頁に示す）。
・可能であれば家族・介護者の同席を依頼して，患者に安心感を持たせる。

## 活動レベルに合わせた軽減のポイント

| 日常生活の活動レベル | ポイント(指導・ケアのポイント) |
|---|---|
| Ⅰ:治療前と同じように日常生活に制限がない | ●セルフケアの指導:日常生活に影響ない程度や比較的軽度の倦怠感。休息や適度の運動、気疲れしない人との会話、気分転換行動など。 |
| Ⅱ:歩行可能で、軽作業や座っての作業は行うことができる | ●自己効力感の支持:症状が軽いうちに発現パターン、程度などセルフモニタリングと対処方法。 |
| Ⅲ:歩行可能で、自分の身のまわりのことはすべて行えるが、軽作業もできない。日中の50%以上は臥床せず過ごす | ●休息と活動の工夫:家事ができない、仕事も集中できない、臥床している時間が多くなったなど日常生活への影響がでるようになったら、家事などは代行してもらう、仕事やコミュニティーなどの付き合いは優先順位をつけて取り組む、休息もバランスをとりながら確保していくなど、エネルギーの使い方を指導する。 |
| Ⅳ:自分の身のまわりのことも限られたことしかできない。日中の50%以上を坐位か臥床で過ごす | |
| Ⅴ:自分の身のまわりのことはまったくできない。一日中、完全に坐位か臥床で過ごす | ●心身の安定:症状が強く持続し、寝たきりということもある。何を大切にするか、または優先するかの折り合いをつけ、エネルギーバランスを保つ。傾聴、共感、患者に寄り添い、対話、タッチング、孤独感を抱かせない、快を感じられるケア(足浴、アロママッサージ)の提供。 |

【片塩 幸】

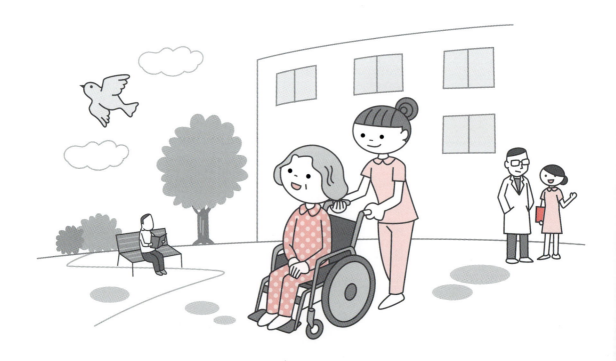

Memo

## 4 がん薬物療法の副作用管理―その治療を完遂させるためのコツ
②予測される副作用―「その副作用管理なら任せて」と言えるようになるために

# 6 皮膚障害（皮疹／手足症候群）

**ポイントはコレ！**
☞ 皮膚障害を起こす抗がん薬を把握する。
☞ 皮膚の生理機能を患者と共に理解する。

**この薬剤は要注意！**
①セツキシマブ，パニツムマブ，エルロチニブ，ゲフィチニブ
②ソラフェニブ，スニチニブ，レンバチニブ，カペシタビン，レゴラフェニブ

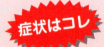
①ざ瘡様皮疹
②手足の紅斑，亀裂，落屑，潰瘍，水疱，痛み

皮膚障害とスキンケアの必要性を患者が理解し，日々のスキンケアができるように支援することが大切。

### 皮膚の生理機能

　全身の最外層にある皮膚が外界からの異物（アレルギー物質や細菌など）の侵入を防いでいる（皮膚のバリア機能）。その他にも，水分を保持する，体温を調整する，感覚器としての役割などがある。
　がん薬物療法により，正常な細胞も影響を受ける。皮膚は，表皮の基底細胞が分裂し基底細胞から上へ上へと移動し，角層で垢となって脱落する。細胞分裂による皮膚の再生が影響を受けるため皮膚症状が発生しやすくなる。
　基底細胞の分裂が減少すると，角質層が薄くなり皮膚のバリア機能が低下する。
　バリア機能が低下すると，皮膚障害が起こりやすくなるため保湿ケアが重要になる（図1）。
　主な皮膚症状は，抗EGFR阻害薬では，顔面，背部，前胸部にざ瘡様皮疹（にきび様の皮膚炎）が起こる。皮膚の乾燥，亀裂，かゆみ，爪囲炎を認めることもある。
　上記を含むキナーゼ阻害薬では，手先や足先の紅斑（限局性）や知覚過敏（ヒリヒリ，チクチク），皮膚の亀裂，落屑，潰瘍，水疱形成，強い痛みが発現することもある。

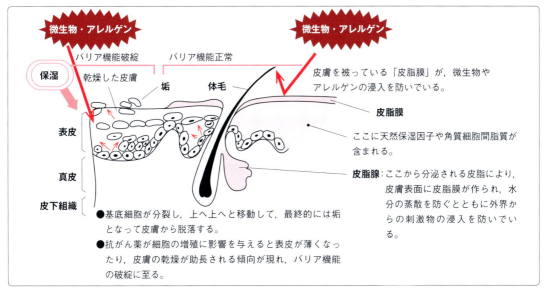

**図1 皮膚の構造と皮膚障害，保湿の重要性**
保湿により，バリア効果を発揮できるようにする

## 治療前のケア

### ①皮膚の観察

特に症状が出やすい手足（手掌，手指，指先，踵，足趾，爪など）を患者と共に観察し，治療後も観察するように指導する。

- **皮膚の乾燥**：保湿ケアを指導する（手洗い後のこまめな保湿と就寝前の手袋着用，ハンドクリームは指先，爪，指間にも塗布する）。
- **角質肥厚**：痛みの原因にもなるため，角質ケアを事前に行っておく。尿素やヘパリン含有軟膏を塗布する。足に鶏眼や胼胝がある場合は，治療しておく。

### ②スキンケア（毎日行う）

- 洗浄剤，洗浄方法，洗浄後の保湿ケアをどのように行っているかを聞き，不足している内容を補うように指導する。

＊治療を始める前から，皮膚を観察することで治療後，早期から皮膚症状に気づくことにつながる。また，適切なスキンケアを習慣化しておくことで，皮膚のバリア機能の低下を予防する。

## 治療中のケア

スキンケアは継続する。

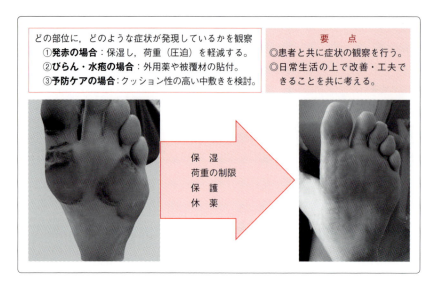

図2　皮膚症状の悪化，水疱形成

## ざ瘡様皮疹

　顔面の症状はボディイメージが変化することもあり，心理的苦痛も強いため，患者の訴えをよく聞くこと。また，薬剤の副作用であり，治療効果の表れであることを説明し，心理的な支援をしていく。

　皮膚症状があっても，洗浄（顔・体）は優しく行い，丁寧に洗浄剤を洗い流す。洗浄後は，皮膚が乾燥する前（洗浄後10分以内）に保湿する。

　男性のひげ剃りは，電気シェーバーの使用を勧め，刃は軽くあてて剃る。刃の切れが悪くなったものは使用しない（深剃り，逆剃りは皮膚への刺激があるため行わない）。

## 皮膚の乾燥・亀裂

　皮膚の乾燥は，バリア機能が破綻してしまっている状態。しっかり保湿し皮膚のバリア機能を高めることが重要。保湿剤は，皮膚をこすらないように手のひらで押さえるように塗る。使用量の目安は，大人の手のひら2枚分の範囲を，軟膏・クリームなら指の1関節分，ローションなら1円玉の大きさが目安となる。範囲が広い場合は，数箇所に保湿剤を点状においてから，手のひらで押さえて広げて塗る。適量の目安は，ティッシュをのせても落ちない，皮膚が少し光っているように見える。

　亀裂がある場合は，亀裂部位から感染を起こす可能性もあるため，できるだけ水仕事は控えるかゴム手袋を着用する。痛みを伴う場合は医師に相談し，保湿剤とステロイドの併用を検討する。また，ドレッシング材や清潔なガーゼで保護する。

## 手足の皮膚症状

　荷重や圧迫により痛みが増強し，日常生活にも支障をきたすため，物理的刺激をできるだけ回避する。家事による物理的刺激（包丁，ビンやペットボトルの蓋を開けるなど），荷物の持ち方（手のひらでひも状の取っ手を持つ），通勤での歩行時間（荷重と圧迫）などがリスク要因になることを伝え，対処方法を患者と共に考える（電車通勤なら座れる時間帯の調整，靴はクッション性の高い中敷を使用するなど）。

　靴下は木綿で，ゴムはきつくないものにする。靴は，きついと圧迫を受けやすいが，大きくても靴の中で足がずれて摩擦刺激を受けるので注意する。足底に水疱がある場合は，クッション性のあるドレッシング材を貼付することで外的刺激から皮膚を保護し，痛みが緩和されることもある。しかし，履く靴によってはさらに圧迫してしまうこともあるので注意する（図2）。

【清宮美詠】

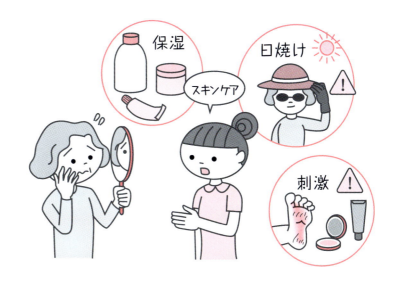

## 4 がん薬物療法の副作用管理―その治療を完遂させるためのコツ
②予測される副作用―「その副作用管理なら任せて」と言えるようになるために

# 7　口腔粘膜障害・口腔粘膜炎

### ポイントはコレ！
☞ 口腔粘膜障害には口腔粘膜炎，口腔感染症，カンジダ，口腔乾燥，味覚障害などがある。
☞ 口腔粘膜障害・口腔粘膜炎を起こしやすい薬剤と発症時期を知っておく。
☞ 治療開始前のアセスメントと患者教育，疼痛コントロール，口腔ケア，栄養管理が重要。

### この薬剤は要注意！

- **レジメン**：FOLFOX療法，FOLFIRI療法，SP療法，AC療法，FEC療法，DCF療法，R-CHOP療法，ABVD療法など
- **細胞傷害性薬**：フルオロウラシル，テガフール・ギメラシル・オテラシルカリウム，カペシタビン，テガフール，メトトレキサート，シタラビン，シタラビン オクホスファート，ヒドロキシカルバミド，シクロホスファミド，イホスファミド，メルファラン，シスプラチン，カルボプラチン，ドセタキセル，パクリタキセル，イリノテカン，エトポシド，ドキソルビシン，エピルビシン，ダウノルビシン，ミトキサントロン，ブレオマイシン，アクチノマイシンD，ビンクリスチンなど
- **分子標的治療薬**：エベロリムス，テムシロリムス，トラスツズマブ，スニチニブ，ベバシズマブ，エルロチニブ，セツキシマブ，パニツムマブなど

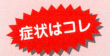 口腔粘膜の痛み，発赤，腫脹，びらん，潰瘍，水疱，白苔，口腔乾燥，味覚障害，粘膜や歯肉の易出血，歯周炎　など

### 口腔粘膜障害・口腔粘膜炎とは？

　口腔粘膜炎は痛みを伴う口腔粘膜のびらんや潰瘍，発赤，腫脹をきたす粘膜障害のひとつである（図1，2）。その他，粘膜障害には口腔感染症（痛みを伴う歯牙や歯周組織の炎症），単純ヘルペスウイルス感染（持続性の強い痛みを伴う口腔粘膜の水疱性病変），カンジダ感染（ピリピリ・チリチリとした痛みを伴う口腔粘膜の白苔），口腔乾燥（口腔粘膜の乾燥，唾液分泌量低下），味覚障害（味覚の変化，消失）などがある。また，抗がん薬治療中は血小板減少による歯肉の易出血，口腔衛生不良による歯肉炎も起こりやすい。

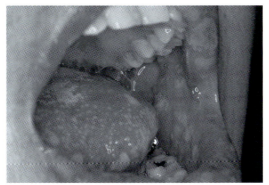

図1　口腔粘膜炎（舌，口唇，口蓋，頬粘膜）

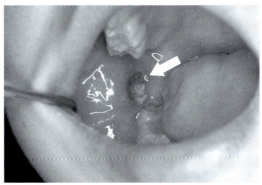

図2　口腔粘膜炎（頬粘膜）

## 口腔粘膜炎はなぜ発症する？

　口腔粘膜炎は抗がん薬によって口腔粘膜や唾液中に活性酵素が作られ，口腔粘膜の酸化的ストレスによって粘膜基底細胞死や炎症，粘膜再生が阻害されることで発症する（一次性口腔粘膜炎）。口腔粘膜は約1～2週間の周期で新しい上皮細胞が作られるが，抗がん薬がその速度を減少させるため，口腔粘膜障害が発生しやすくなる。また，抗がん薬投与により免疫力低下をきたすことで易感染状態となり，間接的に口腔粘膜の感染を引き起こす（二次性口腔粘膜炎）。

## 口腔粘膜障害・口腔粘膜炎が起こりやすい時期は？

　抗がん薬の単独投与では，抗がん薬投与開始から1週目に口腔粘膜の違和感や腫脹などが現れ始め，徐々に粘膜の発赤や剥離がみられるようになる。1週目後半～3週目に症状が最も強くなり，4週目より口腔粘膜の再生が進んで徐々に治癒していく。放射線療法併用の場合は口腔粘膜炎・粘膜障害を起こす期間が長く，2週目より約8～12週間続き，治療終了後に約4週間かけて口腔粘膜が再生する。

## 口腔粘膜障害・口腔粘膜炎に対するケアのポイントは？

　口腔粘膜炎や粘膜障害の発症そのものを抑えることは難しく，発症の予防法は確立されていないが，二次性口腔粘膜炎を最小限にすることが重要である。口腔粘膜炎・粘膜障害発症の可能性や症状，発症時期や治癒する時期などを患者が予め知っておくことで患者の不安の軽減につながる。また，治療開始前の口腔状態や口腔ケア習慣・セルフケア能力をアセスメントし，患者教育を行い，予防的ケアにつなげることが非常に重要となる。

　口腔ケアの基本は「ブラッシングによる口腔の清潔保持」と「口腔粘膜の保湿」である。疼痛を伴う場合は痛みのコントロールを積極的に行い，口腔ケアを継続できるようにする。柔らかい毛の歯ブラシやスポンジブラシの選択，保湿剤の使用を検討する。また，水道水がしみる場合は生理食塩水を使うことも有用。痛みや開口障害をきたす場合は，軟らかい食形態の選定や刺激物への対応をし，栄養状態を悪化させないことが重要となる。

【伊藤友恵】

## 4 がん薬物療法の副作用管理—その治療を完遂させるためのコツ
②予測される副作用—「その副作用管理なら任せて」と言えるようになるために

# 8　末梢神経障害

**ポイントはコレ！**
☞ 早期発見・早期対応するために，観察だけなく，患者・家族の協力を得る。
☞ 生活の中で末梢神経障害とうまく付き合う方法を患者と一緒に考える。

**この薬剤は要注意！**

微小管阻害薬

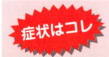
症状はコレ
「手先に1枚皮が被った感じ」，「手や足がピリピリしびれる」，「手や足がジンジン痛む」など。

### 末梢神経障害とは？（図1）[1]

末梢神経障害は，感覚神経，運動神経，自律神経の働きが抗がん薬投与により障害されて起こる。その症状により患者のQOLを低下させ，状況によっては薬剤の変更を余儀なくされることもある。

### 末梢神経障害に対するケアのポイントは？

#### ①症状の早期発見・早期対応が重要！
末梢神経障害に対して，確立された予防方法や根本的治療法はない。そのため，治療前に，前治療歴を把握すると共に，他の神経症状の有無を情報収集する。そして使用するレジメンを把握し，特徴的な症状発現形態について，患者・家族へ説明し，早期発見・早期対応に努める。
- 末梢性感覚障害は，主観的な症状であるため，どのような症状を自覚しているかなど，しっかりと情報収集を行う。また内服薬のPTPシートが開けにくい，小さな錠剤を掴みにくいなど内服自己管理が難しくなることもあるため，必要に応じて家族や介護者にも協力を依頼する。
- 運動障害は，他覚的に把握できることがある。歩行時に足が突っかかりやすくなるなど，日常の何気ない行動の変化に気づき，その他日常生活で困っていることがないか，情報収集を行う。

#### ②末梢神経障害を重篤化させないようにする
症状の状況（場所，程度や悪化，改善の有無など）を医療者へ伝えられるよう，自己管理日誌などの使用を勧める。症状緩和方法には，個人差がある。緩和方法の例を提示するなど，患者に合った方法を共に

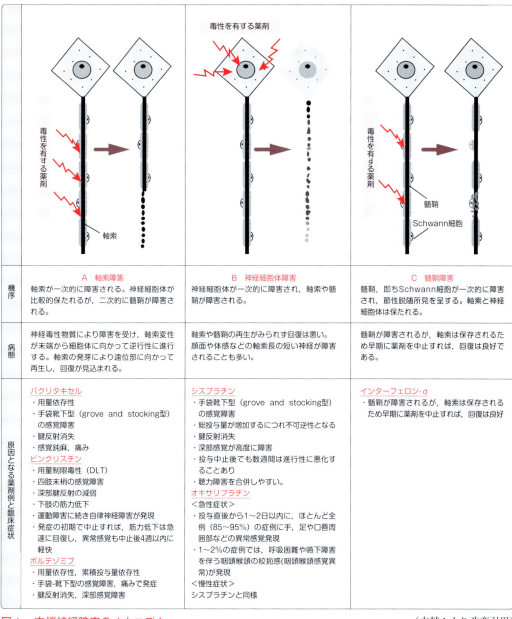

図1　末梢神経障害のメカニズム　　　　　　　　　　　　　　　　　　　　　　　　　　（文献1より改変引用）

探す。また家庭での役割，社会的な役割，生活スタイルなどを情報収集し，末梢神経障害による二次的障害を起こさないような工夫を患者・家族と共に考える。

●症状緩和方法の例（血小板数低下中の強い刺激は厳禁）

①マッサージ：手で擦る，クルミやマッサージボールを使用するなど，患者自身が気持ちよければ有効

②手足の運動（ウォーキングなど）

③温罨法（温度に注意！）

④患部を締め付けない

●二次的障害

①転倒（玄関マットで滑る，スリッパを履いて階段を下りるなど）

②けが（包丁などの刃物など）

③やけど（カイロなど低温やけど，お風呂・食器洗い時のお湯など）

### ③オキサリプラチンの急性症状

　冷たいものへの曝露により誘発または悪化すること，多くは投与ごとに発現し，休薬により回復する場合が多いことを十分に説明するとともに，冷たい飲み物や氷の使用を避け，低温時には皮膚を露出しないよう指導する。

### ④精神的支援

　症状により治療を中止した後も，症状改善するまでに時間がかかることが多い。治療中止となったことにより治療手段をひとつ失ったこと，また症状が改善しないこと，それにより介助が必要となっている現状などに対して強いストレスを感じていることがあり，精神的支援が重要となる。

【高尾真紀】

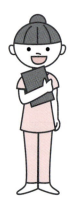

**文　献**

1) 厚生労働省：重篤副作用疾患別対応マニュアル【神経・筋骨格系】末梢神経障害2009年 p.5-22
2) 佐々木常雄ほか編：新がん化学療法ベストプラクティス. 照林社，東京(2012)p.188-195【参考文献】
3) 柳原一広ほか監修：がん化学療法と患者ケア. 医学芸術社，東京(2012)p.211-214【参考文献】
4) 濱口恵子ほか編：がん化学療法ケアガイド改訂版. 中山書店，東京(2012)p.181-188【参考文献】
5) 岡元るみ子ほか編：がん化学療法副作用対策ハンドブック. 羊土社，東京(2010)p.90-94【参考文献】
6) 日本がんサポーティブケア学会編著：がん薬物療法に伴う末梢神経障害マネジメントの手引き2017版. 金原出版，東京(2017)
【参考文献】

Memo

## 4 がん薬物療法の副作用管理―その治療を完遂させるためのコツ
②予測される副作用―「その副作用管理なら任せて」と言えるようになるために

# 9　爪囲炎

### ポイントはコレ！
☞ 指先，爪の形，爪周囲の皮膚を観察する。
☞ 適切な爪の切り方を指導する。
☞ 爪の周りに赤みを認めたら，テーピング法を指導する。

### この薬剤は要注意！

セツキシマブ，パニツムマブ，エルロチニブ

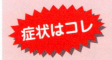 爪の周囲が赤くなり腫れる。痛みがある。

### 爪囲炎の症状が，がん薬物療法の副作用であることを患者に知ってもらう

　爪は，好みの形や長さ，また手指の動作のしやすさで切り揃えることが多い。最近はネイルケアへの関心も高まっているが，治療の副作用でこれまで同様のケアができなくなったり，爪切りの習慣（爪の長さや切り方，形）を見直す必要に迫られることがある。そこで，副作用の症状の観察や予防のため，爪や皮膚のケアに関する治療前の指導が大切になる。
　爪囲炎予防のための爪切り（図1）は簡単にできる方法なので，治療開始前に指導する。
　足は，靴下や靴の影響を受けやすい。締め付けるような靴下，小さい靴や硬い靴は，荷重がかかることで足に圧迫と摩擦が加わり，また大きい靴は靴の中でずれが生じるためどちらも足に影響を与える。また，ハイヒールや先端が細くなっている靴も足趾や足爪に影響することから，足の大きさに合った適正なサイズ，形状を選択することをアドバイスする。

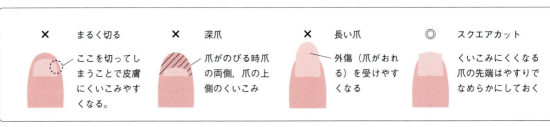

図1　爪の切り方

①伸縮性のあるサージカルテープを準備。

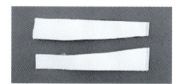
②爪の大きさにより幅を調整してカットする。

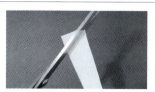
③先端を斜めにカットする。

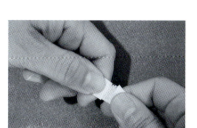
④先端から少し離れたところで，テープの剥離紙を引っ張りながらカットする。これにより，粘着面を触らずテープを貼ることができる。

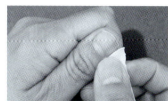
⑤爪の際に沿わせて貼る。

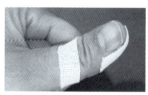
⑥皮膚との隙間を作るように，テープを引っ張りながららせん状に貼る。

**図2　テーピング法**
【手順】①テープは伸縮性のあるものを選択。爪の大きさに応じ，幅1〜2cm，長さ6〜8cmのものを準備する。
②指先を洗い，水分を拭きとる。
③爪と皮膚の境目（爪の際の皮膚）にテープの先端を貼る。
④爪の際の皮膚に隙間ができるようにテープを引っ張り，斜めにらせん状に指に巻いて貼る。
【注意】どこに隙間が必要かを観察し，テープの巻き方を指導する。

## 爪切りのポイント

爪の切り方を患者と確認する（図1）。
　なぜ，四角く切るスクエアカットが適切なのかを理解してもらう。入院中や外来でも，患者と接する時に指先の爪に目を向け，スクエアカットができていたら，爪のケアができていることを患者にフィードバックするように心がける。フィードバックすることで，患者が日常行っていることが自信につながり，継続の力となる。

## 爪の周りが赤い，爪がくい込んで痛みがある場合のケア

　患者自身で行える予防ケアとしては，テーピング法がある。テーピングの目的は，主に爪が皮膚にくい込まないようにすることであり，これによって皮膚の腫脹が軽減し，痛みの緩和につながる。テーピング法は，セルフケアできるように指導し，継続することが大切（図2）。
　医師が薬剤（very strong classのステロイド）を処方した場合は，塗り方や保護について指導する。

【清宮美詠】

## 4 がん薬物療法の副作用管理―その治療を完遂させるためのコツ
②予測される副作用―「その副作用管理なら任せて」と言えるようになるために

# 10　性機能障害

 **ポイントはコレ！**

☞ 性（腺）機能障害は，原疾患やそれに伴う治療（薬物療法だけでなく手術や放射線療法など），心理的要因などによって起こり得る。
☞ 性（腺）機能障害は，男女ともに起こり得る。
☞ 急性または慢性的（不可逆的）に起こり得るため，治療開始前に生殖細胞や妊孕性におよぼす影響を検討し，患者の理解と同意に努める必要がある。

 **この薬剤は要注意！**

アルキル化薬，プラチナ系薬剤などが主で，単剤またはこれらを含む併用療法で起こる。

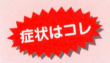　早期閉経，無月経，無精子症，妊孕性低下，性交痛など

 **性機能障害とは**

　がん薬物療法による性機能障害は，治療によって起こる他の症状（倦怠感，消化器症状，ボディイメージの変化，分泌物減少など）による性的欲求の減退と，原疾患や抗がん薬の細胞毒性による性腺への影響である。性機能障害は薬物療法により起こる他の副作用と同様に男女問わず起こり得る症状である。
　男性では抗がん薬が精巣の毛細血管を透過して生殖細胞に影響を与えて起こる精子形成障害がある。
　女性の場合は出生時にある卵母細胞が年齢とともに減少していく上に，抗がん薬により成熟過程の卵胞が破壊され，さらに卵子数が減少して卵巣機能不全となる。また卵巣の直接障害だけでなく，中枢性に影響をおよぼすことにより卵巣機能が障害され，エストラジオール（卵胞ホルモン）やプロゲステロン（黄体ホルモン）の分泌が抑制されて月経周期の異常が起こる場合もある。
　障害の程度は薬剤の種類，総投与量，治療時の年齢に関連し，可逆的・不可逆的いずれの場合もある。

 **性機能障害による影響**

　性機能の障害で，大きな問題となるのは妊孕性の低下である。性機能障害は薬物療法による影響だけで

なく，腫瘍そのもの，外科的治療，また放射線治療によっても起こり得る。がん治療では命の問題が最優先とはいえ，最近では患者のQOL維持への関心が高まり，生活スタイルや将来への意向に沿った治療のあり方も重要視される。そのため，治療開始にあたっては妊孕性に関する対話が不可欠となる。

性交に関する問題もある。治療によるホルモンバランスの崩れから起こる更年期障害や膣萎縮など，生殖器の変化とそれによる性交痛などにより，性欲の低下や性交自体が障害されることがある。これがQOLのみならず妊孕性低下にもつながり得る。

治療以外でもがんそのもの，それに伴うボディイメージや自尊心の低下，他の副作用，病気の進行や今後の生活に対する精神的不安も性欲への影響が大きく，性交に関する問題も避けて通れない。

## 性機能障害への対応

薬物療法に伴うアレルギー反応，悪心，脱毛など，主な副作用への予防策や対処法は年々進化している。

一方，性機能障害は精子形成障害と同様，治療開始2ヵ月後程度で症状が発現するため，その間に対応を考えたり，女性ではホルモン補充療法を併用することはあるが，ほとんどは治療開始前に検討・対応する。

妊孕性に関しては近年研究が進み，既に卵子や精子の凍結保存も実践されている。2005年に日本の血液内科医を対象とした調査[1]では，9割以上で生殖年齢にある患者全員に性機能障害の説明が行われていると報告されているが，実際には子宮温存が必要不可欠な場合や未成年の場合などの意思決定など，法律や倫理的問題にも絡むことから慎重な対応が必要である。また，この配慮が治療開始時期の遅れにつながる可能性もあるので，医療者は性機能障害に関して多くの情報を得る努力を行い，患者との話し合いを進めることが望まれる。最近ではリプロダクション外来も開設されており，妊孕性に関する相談ができる場もある。性交の話題も，医療者―患者間で気兼ねなく話せる雰囲気が重要で，場合によっては潤滑剤など，商品の提案も有効である。

## ケアのポイント

性に関することは，日本においては未だ話しにくいと感じている人も多いと推察され，医療者が話題にし，情報提供していくことが望まれる。特に医師が男性の場合はお互いに話題にしにくかったり，治療が優先される場合もある。我々看護師も性機能障害に関する知識や情報を得て，患者に積極的に話しかけ，話題にしやすい環境を整え，正しい情報の提供が必要である。

【佐藤美紀】

**参考文献**

1) 渡邊知映ほか：癌と化学療法 34(6)：891-896(2007)
2) 日本がん看護学会監修，鈴木久美編：女性性を支えるがん看護2015年【第1版】医学書院，東京(2015)p.56-84
3) 徳留なほみ：腫瘍内科 5(3)：296-302(2010)
4) 塩田恭子：外来看護 16(2)：60-67(2010)
5) 木谷智江：外来看護最前線 14(4)：82-93(2009)
6) 日本癌治療学会編：小児，思春期・若年がん患者の妊孕性温存に関するガイドライン【2017年版】金原出版，東京(2017)

## 4 がん薬物療法の副作用管理―その治療を完遂させるためのコツ
②予測される副作用―「その副作用管理なら任せて」と言えるようになるために

# 11　脱　毛

### ポイントはコレ！

☞ QOLにおよぼす薬物療法の副作用として，脱毛は常に1位〜3位の上位にある[1]。外見上に大きな変化が現れるため，髪への喪失感以外に自信喪失，病気と知られることによる人づきあいや将来への不安など，様々な心理的ダメージを受けやすい。

☞ どのように脱毛が進んでいくのかのイメージができていないと不安が増強しやすく，予測していても実際に脱毛が始まると患者はショックを受けやすい。そのため，事前にイメージできる情報を提供しておくことで，脱毛に対処するための心や必要な物品の準備ができる[2]。

☞ 治療期間中の患者のQOL向上のために，患者の日常生活が今までと近い状態で送ることができるよう個々に合わせた情報提供を行っていく。

### この薬剤・レジメンは要注意！

抗がん薬の組み合わせなどによっても脱毛が起こりやすくなることがある[1]。

| 脱毛の程度 | 一般名 |
|---|---|
| 高度 | シクロホスファミド，イホスファミド，ドキソルビシン，アムルビシン，パクリタキセル，アルブミン懸濁型パクリタキセル，ドセタキセル，イリノテカン，エピルビシン，エトポシド，ビノレルビン，ダウノルビシン，イダルビシン，ノギテカン，ビンデシン |
| 中等度 | ブレオマイシン，ビンクリスチン，ブスルファン，シタラビン，フルオロウラシル，ゲフィチニブ，ゲムシタビン，メルファラン，ビンブラスチン |
| 軽度 | カルボプラチン，カペシタビン，カルムスチン，シスプラチン，フルダラビン，メトトレキサート，マイトマイシンC，ミトキサントロン，プロカルバジン，ストレプトゾシン |

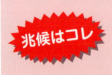

● 多くの場合，抗がん薬治療開始2〜3週間後に始まり，髪の毛以外の部分（眉毛・まつげ・陰毛）でも起きる。脱毛の程度，範囲，時期には個人差があり，使用する薬によっても違う。治療終了後3〜6ヵ月で再び生え始め，揃うまでに約8ヵ月〜1年かかる。

### なぜ，抗がん薬を使用すると脱毛するのか？

● 抗がん薬は，がん細胞のように細胞分裂の盛んな細胞への影響が大きく，同じような特徴を持つ正常細胞に対しても強い影響をおよぼす。人の毛は毛母細胞の分裂によって成長し，毛母細胞は正常細胞の中でも細胞分裂が活発であるため，抗がん薬の影響を受けると脱毛が起こる[3]（図1）。

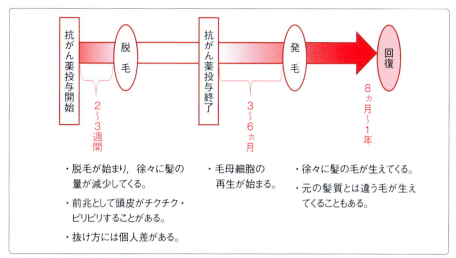

図1　脱毛の発現時期

##  脱毛に備えて何をすればいいのか？

①脱毛が始まると，美容院へ行くことに抵抗を感じやすくなる．治療前に髪を短くカットしておくと，抜けた髪が少なく感じやすく，脱毛後の手入れも簡単になる[3]．

②かつらには高額なものもあるため，その準備の提案にあたっては，使用する抗がん薬の脱毛の程度に合わせ，目立つ脱毛となるか，目立ちにくい脱毛かをアセスメントして行う必要がある．普段の生活や仕事で人と接する機会が多い方は，事前に準備をしておくと，治療前のような自然な感じのかつらを準備しやすい．かつらのタイプ（オーダー品・既製品・セミオーダー品），毛質，かつら業者のシステムの違いなどで，数千円～数十万円と価格に幅がある．詳しくは各販売店やパンフレットで確認し，比較検討してもらう[2]．

③眉毛やまつ毛の脱毛は，人相を大きく変えてしまうが，眉はアイブロウライナーで描くことでカバーでき，睫毛は付け睫毛やアイラインを入れることでカバーできる．治療前に自分の顔を写真に撮っておくと参考になる．

④かつら以外にも以下のものを揃えておくと，脱毛期間中，快適に過ごしやすくなる[3]．

- サイズ調節のできる深めの帽子：つばのある帽子を深めにかぶるだけで脱毛をカバーできる．頭のサイズは脱毛により変化するため，サイズ調節ができると便利．
- 綿素材のシンプルな帽子：脱毛が始まった時の髪の毛の飛び散りを防ぎ，薄くなってきた頭の保護ができる．脱毛の時期には痛みや痒みがあり，頭皮がデリケートになっているため，ソフトで肌に優しい素材を選ぶことを提案する．
- バンダナ：気軽に脱毛をカバーでき，家の中では帽子よりも自然である．暑い夏は帽子よりも涼しく汗も吸い，簡単に洗濯できる．完全脱毛中は，後頭部の肌が隠れるように巻き，深くかぶると眉毛の脱毛もカバーできる．

##  脱毛ケアのポイントは？

### ①ケアの原則
- 頭皮の汚れ・皮脂をとることが大切。まず，髪と地肌をぬるま湯で十分にぬらし，シャンプーの泡で優しく指の腹を使って洗う。普段使用しているシャンプーで頭皮トラブルが発生しなければよいが，刺激となる場合は弱酸性のシャンプー，リンスを用いる[1]。

### ②脱毛期のケア
- シャンプーで脱毛が進んだり，回復への悪影響はないため，同じようにシャンプーする。頭皮を清潔に保つことは，次に生えてくる髪を育てる基本となる。
- 髪の毛が抜け始める時期に，頭皮がピリピリ，チクチクすることがある。冷たいタオルなどで冷やすと軽減する。
- 頭皮の皮脂量は顔の2倍以上あり，白血球減少期にシャンプーを行わないことで，炎症などの頭皮トラブルが起こりやすい。痒い時に掻いてしまうと，頭皮が傷つくため，掻かずに冷たいタオルなどで冷やす。
- 脱毛期はマッサージを行うことで，血行を必要以上に促進し刺激となるため，避けるようにする。

### ③治療後のケア
- 治療終了後3ヵ月位で髪の毛が生えてくる。最初は，くせ毛や白髪になることがあるが，白髪をすぐに染めることは，頭皮への刺激が強いのでなるべく避けたほうが良い。頭皮ケアとしてのマッサージを行うことで，頭皮に弾力が戻り，血行も良くなるため，くせ毛や白髪は徐々に改善されていく。

【髙橋かおる】

---

文　献

1) 国立がん研究センター研究開発費がん患者の外見支援に関するガイドラインの構築に向けた研究班：がん患者に対するアピアランスケアの手引き．金原出版，東京 (2016) p.22-158
2) 丸口ミサエほか：がん化学療法看護スキルアップテキスト．南江堂，東京 (2009) p.103-110
3) 小澤桂子ほか：ステップアップがん化学療法看護．学習研究社，東京 (2008) p.118-122

## 4 がん薬物療法の副作用管理―その治療を完遂させるためのコツ
②予測される副作用―「その副作用管理なら任せて」と言えるようになるために

# 12 便　　秘

### ポイントはコレ！

☞ 薬物療法を受ける患者の便秘は，抗がん薬，手術，腫瘍，鎮痛薬，制吐薬，生活習慣によるものなど，多くの要因が関連している。

☞ 薬物療法中の便秘は，便からの抗がん薬排泄を遅延させるため，抗がん薬の毒性が高まる可能性がある。

☞ 治療開始前に予測される症状をアセスメントして患者へ説明し，便秘の予防と改善のために生活の中で患者自身が取り組めることを一緒に考える。

### この薬剤は要注意！

微小管阻害薬：ビンクリスチン（以下，VCR），ビンブラスチン，ビンデシン，ビノレルビン，パクリタキセル

トポイソメラーゼ阻害薬：イリノテカン（以下，CPT-11）

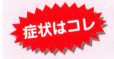
排便回数の減少や硬便，排便時の不快感，腹部膨満感

## 便秘とは

通常より長時間にわたり腸内容物が体内にとどまり，水分が減少して硬便になり排便が困難な状態をいう。排便の回数や間隔に関わらず，便が硬く，排便時に努力と苦痛を伴い，腹部膨満，腹痛，不安などの不快感を伴うものも便秘ととらえる。

## 便秘の原因

### ①便秘の原因となる薬剤

便秘を引き起こす薬剤は多数ある。がん患者の場合，これら薬剤の複数を継続的に使用していることが多く，便秘のリスクが高くなる。便秘になった時期などから，どの薬剤が便秘に関連しているのか把握することが必要。

- 微小管阻害薬：腸管運動を支配する自律神経の微小管を阻害し，腸管運動を抑制する。VCRは用量依存性で，1回投与量が2 mgを超えると重症度が増し，麻痺性イレウスに至るケースもある[1]。

- CPT-11：CPT-11による障害性下痢の後に，麻痺性イレウスを起こすことがある[2]。
- セロトニン受容体拮抗薬／アザセトロン：がん薬物療法の支持療法で使用する制吐薬は腸管運動低下を引き起こす。
- オピオイド，非ステロイド性抗炎症薬，抗痙攣薬，抗うつ薬，カルシウム拮抗薬，抗パーキンソン薬など：オピオイドは中枢神経系で知覚伝達を抑制する。大腸の輪状筋を収縮させ腸管運動を低下させたり，肛門括約筋の緊張を高めて肛門の反射性弛緩反応の低下を引き起こす。

### ②便秘を引き起こす様々な要因

- 腸管運動の低下：
  - 活動量の低下，長期臥床
  - 便秘を起こしやすい薬剤の使用
  - 食事摂取量の減少
  - ストレス
- 排便量減少と腸管通過時間の延長：
  - 悪心や食欲不振による食事摂取量飲水量の減少
  - 食物繊維の摂取不足
- 腸管の通過障害：
  - 腹膜播種や腸内外の腫瘍の増大
  - 手術後の癒着
    - 腹水による圧迫

## 便秘に対するケアのポイントは？

### ①治療開始前からの継続的なアセスメント

　治療前から，以下のアセスメント項目のように身体状況，生活習慣，使用中の薬剤や投与予定の抗がん薬，セルフケア能力についてアセスメントを行い，便秘のリスクについて患者へしっかり説明しておく必要がある。生活習慣については患者と一緒に振り返ることが大切であり，その過程で，便秘への関心やどの程度対処できるか，生活の中で患者自身が取り組める工夫可能な点などがみえてくる。

- アセスメントの項目
  - がんの病状
  - 腸管の通過障害の可能性，腹部の検査所見，代謝異常の有無
  - 排便習慣（便の色・回数・性状・腹部膨満）
  - 食習慣・運動習慣などの生活習慣
  - 使用する抗がん薬の便秘のリスクと便秘を起こしやすい薬剤の使用状況
  - 下剤の使用状況（下剤の種類・内服量・内服時間）
  - 便秘への患者の対処法，どの程度自分で対応できるか
  - 入院，治療によるストレスや心配事

### ②看護のポイント

　便秘のコントロールは，どこまでが経過観察で，どこから積極的な介入をするかという視点が必要である。患者によっては，排便がなくても苦痛を伴わない場合，医療者に報告することなく経過観察してしまうなど，患者個人の自覚症状や考え方よって判断が異なりがちとなる。しかし，薬物療法中の便秘は便からの抗がん薬排泄を遅延させることから，抗がん薬の毒性が高まり，便秘以外の副作用症状が高まる可能性がある。このことを患者に説明し，早期から生活習慣に介入して便秘を予防・改善する必要がある。できるだけ自然排便を促すように指導するが，薬物療法が始まると食欲低下や悪心により食事摂取が難しく，体力の低下によって運動も困難である場合が多く，必要に応じて下剤を使用して排泄を促すことが必要となる。以下に，便秘における指導のポイントを具体的に挙げる。

　外来治療中の患者の場合にはセルフモニタリングが一層重要となる。受診のタイミングは，3日以上排便がない時，間欠的腹痛，悪心，腹部膨満などのイレウスの兆候がある時など，あらかじめ具体的に説明しておくことが大切である。

　また，排泄に関わることは，羞恥心から医療者へ相談できずに悩みを抱えていたり，受診が遅れてしまう場合があるので，患者の心理的な苦痛についても十分理解しておく。

### ③便秘における指導のポイント

| | |
|---|---|
| 水分摂取を増やす | コーヒー，紅茶，緑茶などは利尿作用があるので便秘予防の水分摂取としては勧められない[3]。<br>覚醒時の飲水で，胃・結腸反射を促進させる。 |
| 食事の工夫 | 味覚障害や食欲低下により食事摂取量が減っている時には食欲増進のための調理の工夫について説明する。<br>食物繊維の多い食品を摂取することで，便がより早く腸管を通過し宿便を減少させる。<br>乳酸菌の摂取により腸内細菌を整える。 |
| 適度な運動 | 実施可能な運動について話し合う。 |
| 排便時の苦痛の緩和 | 便秘に伴う不快な症状（痔核の痛みなど）があれば，痔核の治療と疼痛緩和を図る。 |
| 温罨法，マッサージ | 腹部のマッサージで血行を促し，腸の蠕動運動を亢進させる。 |
| 下剤の適切な使用方法 | 塩類下剤と大腸刺激性下剤など複数の薬剤が処方されている場合，便の性状を確認し薬剤の使い分け方を説明する。<br>下剤を内服して下痢になる場合，内服量の増減方法を指導する。<br>がん薬物療法で用いる制吐薬による便秘が考えられる場合，治療開始日から薬剤を使用する。 |
| 受診のタイミング | 間欠的腹痛，悪心，腹部膨満などのイレウスの兆候がみられた時には受診することを指導。<br>便秘に加えて，下肢の感覚異常や動かしづらさ，腰背部の痛みがある時には，がんによる脊椎の圧迫からくる排便障害である可能性があり[4]受診が必要。 |

【小沢　香】

### 文　献

1) 長場直子，本村茂樹編：がん看護セレクションがん化学療法．学研，東京（2012）
2) 佐々木常雄編：新がん化学療法ベストプラクティス．照林社，東京（2012）
3) 佐藤禮子監訳：がん化学療法・バイオセラピー　看護実践ガイドライン．医学書院，東京（2009）p.181-186
4) 田原　信編：フリーチャートでわかる化学療法の副作用．南山堂，東京（2015）p.60-71

## 4 がん薬物療法の副作用管理―その治療を完遂させるためのコツ
②予測される副作用―「その副作用管理なら任せて」と言えるようになるために

# 13 下　痢

**ポイントはコレ！**
☞ 下痢が起こるメカニズムを理解して原因をアセスメントする。
☞ 予測される症状と緊急を要する状態を患者に伝え，早期に対応できるよう指導する。

**この薬剤は要注意！**

殺細胞性抗がん薬：イリノテカン（CPT-11），テガフール・ギメラシル・オテラシルカリウム，カペシタビン，フルオロウラシル，メトトレキサート，ドセタキセル，ドキソルビシン，エトポシド

分子標的治療薬：ゲフィチニブ，エルロチニブ，アファチニブ

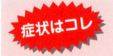　便の水分量が多く水状の便が出る状態，もしくは排便回数の増加

 **下痢とは**

　下痢は水分量の多い液状または泥状の便を頻回に排出する状態，または便性状に関わらず通常よりも1日4回以上の排便回数の増加がある場合をいう。
　下痢は患者のQOLを低下させるだけでなく，重篤になると脱水，電解質異常，急性腎不全などを招き生命にかかわることがあるため早期の対応が必要。

 **下痢の原因**

### ①抗がん薬による下痢のメカニズム
● コリン作動性の下痢
・抗がん薬投与開始後24時間以内に起こる早発性下痢。
・涙，汗，鼻水などの分泌や腸管の運動に働くコリン受容体を介した機序で起こる。
・CPT-11によって副交感神経が刺激され，蠕動運動が亢進。腸の内容物が急速に通過し，水分吸収されないため下痢便になる。
・抗コリン剤の投与で軽快することが多いため，CPT-11投与の際にアトロピンを静注併用する場合もある。

- 腸粘膜障害性の下痢：
  - 抗がん薬投与開始後24時間から10日くらいに起こる遅発性下痢。
  - 栄養や水分の吸収は腸管にある多数の絨毛によって行われる。抗がん薬により腸粘膜上皮の絨毛が萎縮，脱落すると栄養や水分を吸収できずに下痢便になる。
  - CPT-11の活性代謝物 SN-38による腸管粘膜障害は10〜20％の患者にみられる[1]。
  - 骨髄抑制の時期と重なった場合は，腸管粘膜のバリア機能の破たんから重篤な感染症を起こす可能性がある。
- 分子標的治療薬による下痢：
  - 分子標的治療薬による下痢の頻度は高く，それぞれ異なった機序で発現する。
  - 抗 EGFR 阻害薬は $Cl^-$ の排泄阻害，mTOR 阻害薬では腸管細菌叢の変化，その他自律神経障害などが原因と推定されている。

### ② 抗がん薬以外の薬剤による下痢

- 経腸栄養剤：経腸栄養の開始時や再開時，急速投与による浸透圧の問題で下痢を生じる。
- 抗菌薬：抗菌薬の投与により腸内細菌叢のバランスが崩れ，抗菌薬起因性の下痢を認めることがある[2]。代表的なものにクロストリジウム腸炎がある。
- 制吐薬：腸管運動を促進させることで制吐作用が得られる薬剤（メトクロピラミド，ドンペリドンなど）は，副作用として下痢が生じる場合がある[2]。
- NSAIDs：腸管粘膜障害による下痢を起こすことがある。

### ③ 下痢を起こす様々な要因

薬剤による要因の他に，以下のようなことが要因で下痢を生じることがある。
- 腹部や骨盤への放射線照射
- 手術による広範囲の腸管切除
- 胆汁酸の分泌障害
- 急性消化管 GVHD

## 下痢の治療

薬物療法中に下痢を起こした場合には，食事療法と薬物療法による対症療法が中心となる。ただし，脱水や電解質異常，血便などの症状がある時には，絶食にして補液を行うこともある。

以下によく使われている止痢薬を示す。この他，整腸薬（ビオフェルミン®，ミヤBM®など）や収斂薬（タンナルビン®など）も使用される。

> 半夏瀉心湯：CPT-11の投与２〜３日前から経口投与を行うことが推奨されている[1]。
> ロペラミド：腸管運動を抑制することで腸内容物の通過遅延が起こり，水分や電解質の再吸収を促進する。
> ブチルスコポラミン，アトロピン：コリン作動性の下痢に有効。副交感神経を遮断し，胃・腸管運動を抑制する。

**下痢に対するケアのポイントは？**

　下痢によって便失禁をするような場合，自尊心を著しく低下させることから，更衣や清潔ケアの際には患者の気持ちに配慮した声掛けと対応が必要となる。また，外来治療中の患者が下痢を起こした場合には，外出や出勤が困難となり，治療の継続も無理だという思いにとらわれることも少なくない。このようなケースには早期の対応で一時的な症状改善が得られる可能性が高いため，以下のような看護ケアを行い，下痢の重症化を予防することが必要。

### ①治療前から下痢のリスクをアセスメント

　治療開始前から，以下の項目に沿ってアセスメントし，下痢を起こすリスクについて患者と共有しておくことが大切。

> アセスメント項目
> - 排便習慣（便の色・回数・性状・腹部膨満）
> - 食習慣，運動習慣などの生活習慣
> - 腸管の通過障害の可能性の有無
> - 使用する抗がん薬の下痢のリスク
> - 薬剤以外の下痢を起こす要因の有無
> - 下痢による随伴症状の有無
> - セルフケア能力

### ②セルフモニタリングの指導

- **便性状や症状の観察の仕方**：いつから，どのような便（水様なのか／泥状なのか／形がある便か）が，どれくらいの量，1日何回出るのか記録するよう指導する。併せて食事の変化や体調の変化の有無も尋ねる。それにより，下痢の原因が薬物療法なのか，その他の要因によるものかをアセスメントしやすくなり，対策も立てやすくなる。
- **医療者への報告のタイミング**：下痢の症状は患者からの報告で初めて気づく。患者は，羞恥心から下痢について医療者に相談しづらいことがあるかもしれないが，生命にかかわるような重篤な下痢になる前に，早期に下痢の状態を把握して対処する必要性を説明し，協力が得られるようにする。

> このような時は医療者に相談するよう指導する
> - 止痢薬を使用しても下痢が続く時
> - 経口から水分補給が不可能な時
> - 下痢とともに発熱や腹痛がある時
> - 便に血が混じっていたり，黒い便やまたは白い便が出る時
> - 意識がはっきりしない，呼吸が荒いなどの症状がある時
> - 抗菌薬を長期間内服している時
> - 経口抗がん薬を内服中の時（抗がん薬の内服を継続してよいか医療者に確認）

### ③生活指導

- **食事の工夫**：腸粘膜を刺激しないよう，温かく，消化・吸収が良いものを少量ずつ摂取するよう説明す

る。下痢がみられた時には，牛乳・乳製品，カフェインを多く含む食品，香辛料を用いた食品，高脂肪食品，果汁飲料やアルコールは避け，脱水を避けるためにスポーツ飲料の摂取を勧める。
- 温罨法：腹部の保温は腸管運動の亢進を和らげる働きがある。
- 肛門周囲の清潔保持：頻回の下痢によって肛門周囲の皮膚にびらんなどの皮膚障害が起こる可能性がある。排便後は水でよく洗い，擦らずに軽く押さえて拭き乾燥させる。必要に応じ，皮膚保護のために油性製剤（サリチル酸ワセリンやアズレンなど）を処方してもらうよう医師と調整する[3]。

### ④止痢薬・整腸薬の使用方法の指導

- 薬物療法中は便秘と下痢を繰り返す患者も多く，止痢薬と下剤の両方が処方されていることもある。いつ，どのような症状の時に何の薬を使うか指導しておく。
- 止痢薬は漫然と使用するものではない。便の状況に合わせて調節することを説明する。

【小沢　香】

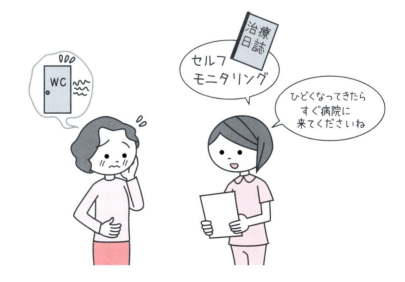

### 文　献
1) 佐々木常雄編：新がん化学療法ベストプラクティス．照林社，東京（2012）
2) 田原　信編：フリーチャートでわかる化学療法の副作用．南山堂，東京（2015）p.48-59
3) 長場直子，本村茂樹編：がん看護セレクション．がん化学療法：学研，東京（2012）p.161-171

# 5 患者のために，繰り返す
― 分かってもらう患者指導

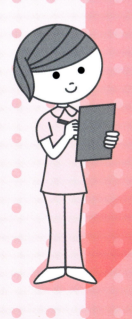

## 5 患者のために，繰り返す―分かってもらう患者指導

# ①在宅治療を無理なく安全に行うために，説明すること

**ポイントはコレ！**

☞ 在宅治療を受ける患者の問題に気づくこと。
☞ 患者の生活とニーズに合わせた指導・支援を行うこと。
☞ 在宅治療中の問題を患者や家族と共有すること。

　在宅治療では，経口薬以外に注射薬を携帯型ディスポーザブル注入ポンプで投与する方法が一般的に用いられている。いずれの場合でも治療の全過程あるいは一部，副作用のほとんどを自宅で体験することになり，患者自ら対処することが求められる。近年の高齢化に加え，独居の世帯や介護者も病気や認知症を抱えている世帯などの社会的背景を持つ患者が増えている。在宅治療を無理なく安全に実施するためには，治療導入前後のアセスメント，モニタリングと問題抽出，患者の生活とニーズに合わせた指導・支援が重要である。

 **在宅治療を受ける患者のアセスメント，モニタリングと問題抽出**

　以下に在宅治療を受ける患者のアセスメントのポイントを3つ，表1に在宅治療中に起こり得る主な問題を挙げる。外来では時間が限られており，患者のちょっとした変化や言動をアセスメントし問題に気づくこと，それを指導や支援につなげることが重要になる。

①**病気，治療の理解，意思**：病気について，また在宅治療を受ける意思，理解，希望，不安や葛藤の有無と内容について，治療プロセスにおける変化を知る。

②**病気，治療による日常生活，QOLへの影響**：病気そのもの，治療，副作用が患者・家族の日常生活やQOLにもたらす影響や変化を予測，モニタリングする。

表1　在宅治療中に起こり得る問題

| | |
|---|---|
| 身体的問題 | がん・副作用の症状による苦痛，ADL・セルフケア能力の低下 |
| | 副作用・病状悪化による急変のリスク |
| 精神的問題 | 副作用・医療処置に関する不安 |
| | 病状変化や将来への不安 |
| | 治療に関する意思決定上の問題 |
| 社会的問題 | 就労に関する問題 |
| | 介護者不在，家族の介護負担など介護に関する問題 |
| | 家族関係や役割に関する問題 |
| 霊的問題 | 治療を続けること，生きることの意味への問い |

③**在宅治療に必要なセルフケア能力**：日常生活を含む在宅治療に必要なセルフケア能力をアセスメントする。具体的には，ⓐ知識・技術：治療・副作用に関する理解の程度，経口治療薬や注入ポンプの管理，曝露予防に必要な知識や技術獲得の状況，ⓑ対処行動：状態変化に気づき対処したり，他者・医療者へ支援を求める能力，ⓒセルフケア補完体制：療養環境，家族背景と協力体制，利用している社会資源である。

## 在宅治療を受ける患者の生活とニーズに合わせた指導・支援

在宅治療を受ける患者は，冒頭で述べた通り自宅で過ごす時間の方が長い。前項のようなアセスメントから起こり得る問題を予測し，患者の生活とニーズに合わせた指導・支援を行う。ここでは在宅治療における指導・支援の3つのポイントについて述べる。

①**モニタリングは患者が主役**：状態の変化や問題に気づく主体は患者であること，薬物療法レジメンごとの指導では，休薬や中止の判断基準となり得る"気づいてほしい身体の変化"を中心に伝える。来院時にはすでに症状が軽減していることもあるため，在宅療養中，症状が最も強く発現した時の状況について知らせてもらうよう指導する。

②**副作用の予防・対処方法はなるべくシンプルに整理**：在宅療養中に必要な予防行動，症状発現時の対処方法については，個々の生活，セルフケア能力に合わせて優先度の高い内容から指導する。休薬，受診相談のタイミング，緊急時対応については，相談窓口・流れなど具体的な内容を指導する。

③**在宅治療中の問題を患者（家族）と共有**：治療や副作用への対応，セルフケア能力低下，日常生活の変化，不安など治療中に起こってくる問題を患者（家族）と共有し，指導内容の調整，関連職種との連携など必要な支援につなげる。特に治療を継続しながらセルフケアや日常生活に問題が生じる場合があり，主治医，在宅療養支援担当者と連携し，訪問看護，訪問診療によるサポートや近隣クリニック・病院との併診，高齢者の場合は介護サービスを検討する。在宅療養支援については，患者個々で必要とする内容，量，タイミングが異なる。そのため治療方針の変更や病状変化のタイミングで必要性をアセスメントし，患者のニーズに合わせて支援することが大切である。

①〜③に述べた患者への指導・支援は，通院ごとに評価し継続することが重要であり，患者のセルフケア行動を促進するカギとなる。外来，病棟，通院治療室など各部署でのアセスメントや問題を看護師間・医療者間でも共有し，問題をキャッチした看護師が必要な支援につなげられる仕組みを整備することも大切である。

【坂下智珠子】

# 5 患者のために，繰り返す―分かってもらう患者指導

# ②経口薬を用いる患者への指導

**ポイントはコレ！**

☞ 患者が服用目的を理解しているか，選択された薬剤を服用できるかを確認。
☞ 用法・用量，投与スケジュールの理解度チェックを行う。
☞ 服薬状況や副作用の発現状況の確認を行い，適宜，医師に情報提供を行う。

　患者に経口抗がん薬の服薬指導を行う際，度々「注射よりは楽ですか？副作用は弱いですか？」と質問されることがある。経口薬といえども注射薬と違わないこと，患者自身での管理が重要であることを最初に説明した上で具体的な説明に入っていく必要があると考える。

　経口抗がん薬の説明を始める際にまず確認すべきことは，患者が服用目的を理解されているかどうか，そもそも選択された薬剤を飲むことができるかどうかである。前者は医師，看護師，薬剤師など複数の医療者から説明を受けているが，一方で，後者については医師が確認できていないことが多い。具体的には選択された薬剤の剤形，大きさが患者の嚥下機能に適しているか否か，さらにPTPシートから取り出すことが可能か否かという服用以前の問題である。経口抗がん薬の中には錠剤，OD錠，カプセル剤，顆粒剤とあらゆる剤形が市販されている薬剤もあり，嚥下機能や口腔内乾燥の状態を確認し，場合によっては剤形の変更を医師に提案することが必要である。錠剤やカプセル剤しかない薬剤の場合には簡易懸濁法を推奨したり，散剤であれば服薬補助ゼリーやオブラートの使用を提案する。簡易懸濁法については，当院では図1[1)]のような説明書を患者に渡し説明を行っている。

　続いて，医師から指示を受けた用法・用量，投与スケジュールの理解度チェックを行う必要がある。用法・用量については，患者から1日2回しか食事を摂らない，飲食業を営んでいるので時間帯が合わないなどの話をされることがあり，患者の生活スタイルに合致しているか否かを確認する必要がある。その際は食後あるいは食間投与となっている理由，服用間隔，薬物動態などを考慮し，生活スタイルに合わせた時間に変更することなどを医師に相談することが求められる。投与スケジュールについては，抗がん薬の中には休薬期間が設定されている薬剤があるということを理解してもらうことが大切である。降圧薬，糖尿病治療薬など慢性疾患に使用される薬の多くは連日服用することが求められている。特に抗がん薬服用以前から慢性疾患に対する薬剤を服用している患者の場合，連日服用しなければいけないという意識が高いことがあり，休薬期間に入ったにも関わらず患者が「薬が足りなくなった。」と勘違いし慌てて受診し，薬を処方してもらったという事例報告を受けたことがある。ただ単に休薬期間があることを説明するだけでなく，その理由を伝えることが必要である。

　さらに，副作用症状への理解，対処法の説明を行い理解して頂くことも重要である。副作用については自覚できる副作用，検査で分かる副作用の2通りがあることを説明し，特に自宅で自己管理をして頂く点において，自覚できる副作用をどのようにマネジメントするかを理解して頂く必要がある。悪心・嘔吐予

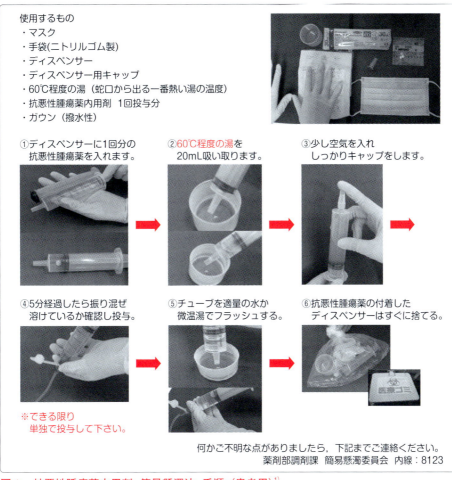

**図1 抗悪性腫瘍薬内用剤 簡易懸濁法 手順（患者用）[1]**
北里大学病院薬剤部 簡易懸濁便り25号より一部抜粋

防のための制吐薬，口腔粘膜炎に対する含嗽水・軟膏剤，皮膚障害対策の外用剤などの使用は，全て自己管理のもとで実施してもらわなければいけない。服薬指導において遭遇するのは，「吐き気止めはあまり使ってはいけないと思っていた」「症状がなかったから使わなかった」「仕事をするのにベタベタし過ぎている」など，患者の理解不足や生活スタイルに則した支持療法を提供できていない状況である。これらは医療者側の説明力不足も要因のひとつと考える。

そして，最後に，頑張りすぎないこと，副作用の悪循環に陥らないようにすることなどを説明するとともに，症状に合わせて用量や投与スケジュールを調節することがある旨を伝えておく必要があると考える。

服用開始後は服薬状況や副作用の発現状況を確認し，適宜，医師に情報提供を行い，支持療法を提案する。また，他院から追加された薬剤の有無，それらとの相互作用を確認し，服薬継続ができる環境を整えていくことが求められていると考える。

【佐々木寿子】

**文献**
1) 北里大学病院薬剤部：簡易懸濁便り25号
2) 立松三千子：医学のあゆみ 246(9)：749-754(2013)【参考文献】
3) 池島あゆみほか：プロフェッショナルがんナーシング 4(5)：444-445(2014)【参考文献】

## 5 患者のために，繰り返す—分かってもらう患者指導

# ③すぐに病院に連絡すべき場合についてのアドバイス

**ポイントはコレ！**

☞ 治療のレジメンごとに，発現しやすい副作用と時期，その対処が理解できるような指導が必須。
☞ 外来で薬物療法を受けられている患者の場合には—
  ・遅発性副作用を理解できること。
  ・患者が，セルフモニタリングの方法と電話連絡すべき症状を理解できること。
  ・看護師は，電話連絡すべき症状と必要性，その対処について熟知しておくこと。

### 外来で薬物療法を受ける患者へ「電話連絡すべき内容」の指導

治療のレジメンごとに発現しやすい副作用や時期が異なる。また，患者の既往や生活背景を考慮した患者指導が必要である。治療前に患者自身がセルフモニタリングでき，対処できることが目標となる。最低限，表1の内容は指導しておきたい。また，患者がセルフモニタリングできていても，いざ副作用が発現すると判断に迷うことも多い。そこで，重篤な症状が発現した場合には電話相談できるシステムを整備しておくことが重要である。

### 電話連絡を受けた時の対応について

本稿では，電話連絡すべき代表的な症状と対処について述べていきたい。

#### ①発熱性好中球減少症

発熱性好中球減少症が起こると重篤な感染症を起こし，死に至る危険性が高い。しかし，発熱後速やかに広域スペクトルの抗菌薬を投与することで症状改善を図ることができる。特に，MASCC（Multinational Association for Supportive Care in Cancer scoring system）スコア21点以上の低リスク群では，経口抗菌薬での治療が可能である[1]。そこで，患者に指導した上で，38度以上の発熱時に服用できる経口抗菌薬と解熱薬を予め処方することが多い。38度以上の発熱時に内服して頂き，内服開始後3〜5日経過しても解熱しない場合には，電話にて連絡頂くよう指導する。

#### ②その他の発熱との鑑別

発熱の原因は，発熱性好中球減少症だけではない。看護師はカルテからの情報を統合し，患者の病態をアセスメントしながら必要な情報を意図的に本人や介護者から引き出し，ポート感染やステント閉塞，急性肺障害や間質性肺炎，インフルエンザなど，医師が鑑別できる問診内容としてまとめることが求められる。薬剤特有の副作用を熟知することで，例えばベバシズマブによる消化管穿孔や血栓塞栓症など，受診

**表1　電話連絡すべき症状について（北里大学病院内科外来患者指導用リーフレット）**

- ●すぐに病院に電話連絡，予約外受診をすべき症状は
  - ◎　38度以上の発熱時
  - ◎　発疹発現時
  - ◎　血管穿刺部位に発赤や痛みが発現した時
  - ◎　悪心・嘔吐，口内炎，下痢などの症状で，水分が全くとれない場合
- ●新たな症状が出た時，または症状が続き日常生活に支障をきたしている場合には，電話相談をしましょう。
- ●連絡先は，平日　　　　○○外来　電話番号○○○○－○○○○
  　　　　　　夜間・休日　救急外来　電話番号○○○○－○○○○

の緊急性の判断を看護師が行うこともある。また，いつでも医師と相談できる体制があり，医師からの指示内容を患者に分かりやすく伝えていくことも大切である。

### ③ 遅発性の血管外漏出

投与2～3日後は血管穿刺部位周囲の観察を続け，不快感，灼熱感，疼痛，発赤，腫脹などの症状が発現した場合にはすぐに受診することが望ましい。特に，ビシカント薬である起壊死性抗がん薬を投与している場合には少量の漏出でも，水疱，壊死や難治性の潰瘍を形成する可能性が高いため，特に注意が必要である[2]。

### ④ オピオイドを併用している患者の相談

緩和ケアの推進により，オピオイドを併用している患者も増加しつつある。痛みの状況や三大副作用である便秘，悪心，眠気をアセスメントし，レスキューの使い方を再指導し，内服を促したり，排便や悪心に対する対処方法を電話で指導することで，患者の予約外受診を減らすことにもなる。痛みや傾眠傾向が強い場合には，オピオイドの増量や減量を指示する場合もある。

## 薬物療法を続けるためのサポート体制

電話相談があった場合には，その後の症状や在宅での状況を次回診察前に看護師が問診する体制をとっている。スムーズな診療だけでなく，患者への再指導の機会ともなる。

また，Bad Newsを伝えられた後，治療を開始したり，治療薬を変更する場合も多い。気持ちがつらい時，在宅での生活において何か困ったことがある時には，一人で悩まず電話相談してよいこと。がん相談についてアクセスできる相談窓口や電話番号を伝えておくことも，患者の精神的支援につながる。

【桑名寿美】

### 文献

1) 日本臨床腫瘍学会編：発熱性好中球症（FN）診療ガイドライン2013年．南江堂，東京（2013）
2) 飯野京子ほか編：安全・確実・安楽ながん化学療法ナーシングマニュアル85：148-152（2009）

# 6 患者・家族をほっとさせる一言
― 緩和相談・支援

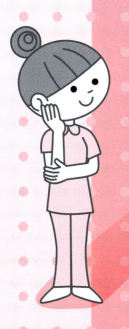

## 6 患者・家族をほっとさせる一言—緩和相談・支援

# ①がん患者の体調に関わるフォローとアドバイス
## —身体的支援

**ポイントはコレ！**

☞ つらい気持ちを受け止め，なぜそのような気持ちになっているかアセスメントする。
☞ 身体的苦痛がある場合には，症状マネジメントが大事。
☞ 見通しがつけられ，つらさに対処しながら生活できるよう支援することは，がんサバイバーの力につながる。

### ほっとさせる一言？ほっとできた一言？

　薬物療法を行っているがんサバイバーから，「何もできず家族に迷惑をかけていることがつらい，治療をしてもよくならないのにこんな思いをしてまでも治療をしないといけないのだろうか，つらいからもう終わりにしたい」という言葉を聞くことがある。このような時，返答に困ったり，本項のテーマでもある「ほっとさせる一言」で苦悩から救いたいと考えることがあるかもしれない。これを言えばみんなに効くという魔法の言葉はないが，がんサバイバーにとってあの時の言葉で救われたというような，医療者との対話でほっとできた一言はあると考える。ここでは「ほっとさせる一言」ではなく，がんサバイバーそれぞれで違う結果として「ほっとできた一言」について考えたい。

### 治療中のがんサバイバーが体験しているつらさを理解する

　がんサバイバーそれぞれでほっとできた一言は違うが，大切なのは何かといえば，ほっとさせられるかではなく，苦悩に向き合う医療者の姿勢である。つまり，どのようなことがつらいのか，どうしてつらくなっているのかに関心を寄せて理解しようとすることと考える。
　たとえば「何もできない」という言葉には，治療による倦怠感やしびれが原因で何もできずつらい，痛みなどの症状により動けなかったり，眠れなかったりすることが原因で何もできずつらい，一見家事はできていてもがんになる以前のようにてきぱきとできないことで自分らしくないと感じてつらい場合などがある。どの理由であれ，がんサバイバーがそう感じているならば医療者が否定することはできない。気持ちを伝えることができる人がいることによって良好な精神状態を維持でき，また副作用症状による精神面への影響が緩和されることが報告されている[1]。つらい気持ちを受け止めること，表現されている言葉にはがんサバイバーのどのような気持ちが反映されているのかを考えることが大切と思われる。

## 症状がある場合には，症状マネジメントを行う

　がんの進行や転移による苦痛症状（特に痛み），治療に伴った苦痛症状は心理的反応に大きく影響するため，予想をもって対応することが求められる。患者の心理状態は，病期などの医学的事実よりも，痛みや身体の自立度など実感を伴うものに左右されることが多いため，適切な症状緩和やリハビリテーションが行われることが必要となる[2]。外来で薬物療法を受けながら精神的な健康を保つ上で，役立つと思える情報を得ていることも重要である[1]。

　そのため，早く逝きたい，何のために生きているのか分からないというようなスピリチュアルペインへの対応を考える時，身体症状がある場合には，まず症状マネジメントを行うことが優先となる。

　薬物療法の副作用について，症状が発現する時期や対処法，改善する目安などを伝えることはセルフケアにつながり，がんサバイバーが自分で症状に対処できるという自己効力感につながる。

　また，薬物療法を行っているがんサバイバーが体験するつらさには，①痛みなどのがん自体が原因となったつらさ，②リンパ浮腫などのがんに関連したつらさ，③薬物療法による末梢神経障害などのがん治療に関連して起こるつらさ，④腰痛など，がんに関係ないもともとの疾患に伴うつらさがある。がんの悪化と関連づけて不安になっていた症状が，実はがんと関係ないという場合，それを伝えることで安心につながることもある。何が症状に影響しているのか，症状により生活にどのような支障をきたしているかをアセスメントし，症状マネジメントにつなげることが重要となる。

## まとめ

　このつらさはいつまで続くのだろうか，この先悪くなった時にも対処法はあるのだろうかという苦悩を抱きながら副作用や苦痛に対処して生活しているがんサバイバーにとって，先の見通しがつくような情報提供，対処法を獲得し生活を組み立てていく支援が求められる。がんサバイバーの体験に関心を寄せ，治療や症状マネジメントの目的やどういう生活を送りたいかという希望について話し合ったり，がんサバイバーが生活を整えるために取り組んでいることを承認することが大切であり，その時に医療者がかける言葉がその人にとってのほっとする一言につながるであろう。

【岩本純子】

---

文　献
1) 佐藤三穂ほか：日本がん看護学会誌 24(1)：52-60(2010)
2) 日本緩和医療学会編：緩和医療学 第3刷．南江堂，東京(2016) p .282

## 6 患者・家族をほっとさせる一言―緩和相談・支援

# ②がん患者のこころに関わるフォローとアドバイス
## ―精神的支援

**ポイントはコレ！**

☞ 精神科の専門家の介入が必要な精神症状を見極める。
☞ 疼痛・呼吸苦などの身体症状のつらさの影響を考慮する。
☞ ひとりひとりの患者の状況を考慮し，個別に対応する。

 **がんの臨床経過に対する心の反応と精神的症状**

　がん薬物療法を受ける患者は，がんの臨床経過によっても患者の心理状況は異なり，また，薬物療法への不安と効果の期待，副作用症状のつらさなど，治療に影響される要因も多い。さらに，個々の患者の心理社会的背景なども様々である。薬物療法を受ける患者の精神的支援を考えるにあたり，一般的な臨床経過に伴う心理反応を基本として知るとともに，個々の患者が抱く思いや患者背景などは違うため，個々の患者を包括的にアセスメントし，支援することが必要である。

　一般的ながんに対する通常のこころの反応は，病気の経過を通して告知，再発などに対する衝撃，悲嘆，絶望など心の変化を生じる（図1）[1]。通常の反応としての不安・抑うつが，日常生活に支障をきたす症状の強さ，その期間が1週間から10日以上続いている場合には，精神科的治療が必要なことがある。がん患者の約4割に適応障害，うつ病の診断を受けているとの研究報告があり[2]，通常の反応と精神科の専門家の介入が必要な精神症状かどうかのアセスメントが求められる（表1，2）[3]。

　うつ症状のアセスメントは，薬物療法を受けている患者では，易疲労性，食欲不振は治療の副作用の影響もあり，アセスメントが難しい面や精神科領域の医療者ではないと難しいこともある。そこで，がん患者に使用する精神症状のスクリーニング法としての「気持ちのつらさと支障の寒暖計」は，うつ病・適応

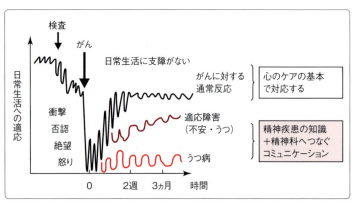

図1　がんに対する通常の心の反応とその対応　　（文献1）より引用）

表1　ICD-10*のうつ病症状　　　　　　　　　（文献3）より引用）

| | |
|---|---|
| 定型症状 | 1）抑うつ気分 |
| | 2）興味と喜びの喪失 |
| | 3）活力の減退による易疲労性の増大と活動性の減少 |
| 一般症状 | a）集中力と注意力の減退 |
| | b）自己評価と自信の低下 |
| | c）罪悪感と自己無価値感 |
| | d）将来に対する悲観的な見方 |
| | e）自傷あるいは自殺の観念・行為 |
| | f）睡眠障害 |
| | g）食欲不振 |

＊疾病及び関連保健問題の国際統計分類第10版

表2　ICD-10によるうつ病の重症度診断　　　　　　　　　　　　　　　（文献3）より引用）

| | 病的とはいえないうつ状態 | 軽うつ | 中等度うつ | 重症うつ |
|---|---|---|---|---|
| 定型症状 | ないか、1つ | 少なくとも2つ | 少なくとも2つ | 3つすべて |
| 一般症状 | ないか、1〜2 | 少なくとも2つ | 少なくとも3つ | 少なくとも4つ |
| 家庭的・社会的・職業的行動 | 何とかやれる | いくぶん困難 | かなり困難 | ほとんど不可能 |

障害のスクリーニングのひとつの指標となる[4]。詳細は文献に付記したホームページにあるので参考にして頂きたい。

　精神科の支援が必要と判断した患者に，精神科の介入を勧める際に，患者の中には抵抗を示す患者も少なくない。精神科に対するスティグマや，精神的に弱い人間と思われたくない，認めたくない気持ちなどを持っている患者がいる。そのような時，他の患者も同様に不安や気分の落ち込みなどで受診をされる方もいることを伝えながら勧めると「他の方もそうなのですね。私が弱くて駄目な人間かと思っていた」と安堵され，精神科受診を受けられる方もいる。また，精神科医の診察には拒否的な場合でも，精神看護専門看護師の面接は承諾されることも多い。患者の拒否している理由に応じて可能な範囲で支援を進めていくと，結果的に精神科につなげられる場合もある[5]。

## 身体面から実存的問題まで，包括的に患者を理解する

　包括的アセスメントは，がん患者の背景にある様々な問題を，身体症状から実存的な問題の順番で包括的に評価をすることを勧めている（図2）[1]。患者が「死んだ方がましだ」など，希死念慮の言動や意欲低下・抑うつなどの症状の背景に，疼痛・呼吸苦などの身体症状のつらさが大きく影響していることも少なくない。症状緩和が可能な場合には「あんなに苦しいなら死んだ方がましだと思ったから。今は，そうは思わないよ。」と言われることがあり，身体面の評価を十分に行うことも重要である。また，制吐薬の副作用であるアカシジアが不安焦燥の症状として，患者自身も医療者にも捉えられることがあるなど[6]，薬剤・身体面と関連がないかのアセスメントもポイントとなる。

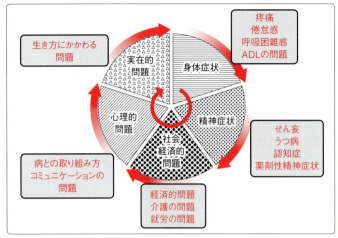

図2　包括的アセスメント　（文献1）より引用）

## ひとりひとりへの個別的な精神的支援

　精神的支援を考える時に，先に述べたように一般化されたがんの臨床経過のこころの反応が同じように起こるとは限らない．基本は個々の患者の心のありようを聴くことから始まる．心理社会的背景，信念，価値観，信仰心など，個々の患者の背景は様々であり，話を聴く中から患者の苦悩，必要な支援が見えてくる．患者によっては，自分の病気のことよりも，家族や仕事のことが何よりも気がかりかもしれない．いくつもの問題が重なり，困惑しているかもしれない．

　具体的な不安・心配なことには，情報提供と対処を共に考えることが不安緩和につながる患者は多い．多くの情報が不安になる人もいるので，個々の患者に適した説明を考える必要がある．具体的な不安とは異なり，不確かな治療効果・生命予後などの先々の不安，後悔や自責の念などを繰り返し抱く人も少なくない．「考えても仕方ないと分かっているけど考えてしまう．聞いてもらうだけで気持ちが楽になる」「一人じゃないと思える」と患者の話を丁寧に聴き，患者の気持ちを受け止めていくことが患者の支援となる．

　ただし，患者によっては，相談すること，言語化が苦手な患者や，現状を否認・回避している患者などには，侵入的にならずに見守る姿勢で関わりを持つことの方が良い場合もある．また，「聴く」いわゆる「傾聴」することは，簡単なことではない．時に，看護師が患者に安心してもらいたい気持ち，無力感などの感情が安易な励ましや説明に傾いてしまい，傾聴の妨げとなってしまうことがある．患者の理解と共に，看護師自身の感情や対話を振り返る機会を持つことも患者，そして患者を支える看護師の支援ともなる．臨床でそのような機会がない場合など，コミュニケーション研修などに参加することもよい機会となる[7]．

【白井教子】

## 文献

1) 内富庸介，小川朝生編集：精神腫瘍学，医学書院，東京(2011)p.45, 61
2) Derogatis LR et al：JAMA **249**：751-757(1983)
3) 大熊輝雄原著，「現代臨床精神医学」第12版改訂委員会編集：現代臨床医学改訂第12版．金原出版，東京(2015)p.383
4) 国立がん研究センター精神腫瘍学研究部ホームページ．http://pod.ncc.go.jp/
5) 秋山　剛，宇佐実しおり編：精神科リエゾンチームガイドブック．医歯薬出版，東京(2017)p.141-145
6) 白井教子：看護管理　**22**(9)：800-803(2012)
7) 川名典子：がん患者のメンタルケア，南江堂，東京(2014)

## 6 患者・家族をほっとさせる一言—緩和相談・支援

# ③がん患者の生活に関わるフォローとアドバイス
## —社会的支援／就労支援

 **ポイントはコレ！**

☞ がんとともに暮らしやすい社会の構築のために，がん患者の就労支援は社会をあげて取り組む課題である。

☞ がんの診断後，まずは早まった離職をしないよう伝え，治療と仕事が両立できるような支援を行う。

☞ 就労に関する問題は，就労支援専門家や企業，行政など多方面にわたる人々との連携が必要である。

 ### がん患者の社会的苦悩

　人間は環境や社会とのつながりの中で生きており，周りの人々との関係や社会的な活動や役割などは，人生を生きる上で重要な要素である。しかし，がんという病気になると，治療や苦痛，症状などの影響で元気なころにできていた活動がうまくできなくなり，それが自己価値の低下や孤独感などをさらに増強させている。これら社会的苦悩は患者の言動の裏に潜んでいることもあり，医療者は患者の心身だけでなく環境や生活にも関心を寄せる必要がある。この項では社会的支援の中でも，近年，特に関心が高い就労支援について考える。

 ### がん薬物療法を受ける患者の仕事に関する悩み

　これまでのがん医療では生命の保持や治療を優先することが多く，仕事に関する悩みは顕在化した問題になりにくかった。そのため，2012年の第2期がん対策推進基本計画においてがんの就労支援は重点課題となり，がんとともに暮らしやすい社会の構築が求められるようになった。

　2013年の研究によると，がん患者の仕事に関する悩みは，①体力の低下，②病気の症状や治療による副作用や後遺症による症状，③通院や治療のための勤務調整や時間休の確保，④仕事復帰の時期，⑤経済的な問題，⑥外見の変化，⑦病気の症状や治療による副作用や後遺症への対処方法，⑧職場の上司や同僚，取引先への説明の仕方，などが報告されており[1]，現在，就労支援は社会を挙げて取り組む課題となっている。

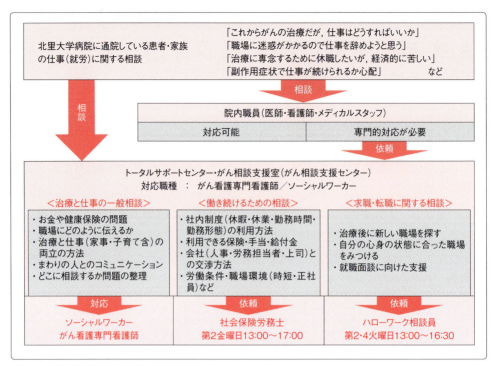

図1　北里大学病院　就労支援全体図

## がん薬物療法を受ける患者への就労支援

### ①早まった離職をしないよう伝える

　がんは死を連想させ，副作用がつらいイメージがあることなどから，患者や家族，職場の人々は仕事が継続できないイメージを持ちやすい。しかし，近年では治療と仕事の両立が可能であることも少なくないため，まずは病気が分かった最初の時期に安易に仕事を辞めないよう，重大な決断は慎重に進めることを伝える。

### ②自分の病気や治療について理解し，納得して治療を選択する

　がんの診断という衝撃と不安の中で，患者や家族は病気や治療を理解し，どう治療を受けていくかを考える。そこでは，これまでの生活や就労状況と，治療による副作用，定期的な通院予定，治療費など，今後予測される様々な生活上の課題と治療との関連を考えながら治療を選択することとなる。限られた時間の中で自分に合った意思決定を行い，治療スケジュールと日常生活の調整を図っていくことを支援する。

### ③治療に伴う生活への影響と副作用への対応を行う

　がん薬物療法は入院もしくは外来で継続的に行われ，外見や機能の変化，副作用症状，通院治療による体力の低下などにより，仕事や生活に様々な影響が出てくる。治療と仕事の両立のためには，患者自身が治療の内容とそれによって起こる副作用や体調変化のパターンをつかむことが重要であり，その人のセルフケア能力に合わせた症状への対応や心理サポートを行う。

#### ④ 職場の人々とのコミュニケーションを良好に行えるよう支援する

治療と仕事の両立や復職のためには，家族や職場の人々のサポートは欠かせない。患者自身がうまく自分の状況を職場に伝えていく説明力を持ち，上司，労務管理者，産業医や産業カウンセラーなど，自分の課題は誰に相談することが適切かを見極め，職場での相談体制を作れるよう支援する。

## 就労支援のプロセスと就労支援専門家との連携

がん治療の発展が目覚ましい一方で，治療費など経済的な問題を抱える人も増加し，治療の選択や中止などにも影響している。治療費の支払いなど表面化しやすい経済的な問題の背景に，仕事に関する問題を抱える人も多く，患者の言動から仕事に関連した悩みや問題に気づき，タイミングを逃さず支援することが重要である。

当院ではがん相談支援センターを窓口として就労支援に関する相談を受けており（図1），社会保険労務士は働き続けるための支援を，また，ハローワーク相談員はその人に合った仕事をみつけていくための支援を行い連携している。就労に関する問題は，医療者と患者のみでは解決しないことも多いため，就労支援専門家や企業や職場，行政などとの多方面にわたる連携が必要である。

【近藤まゆみ】

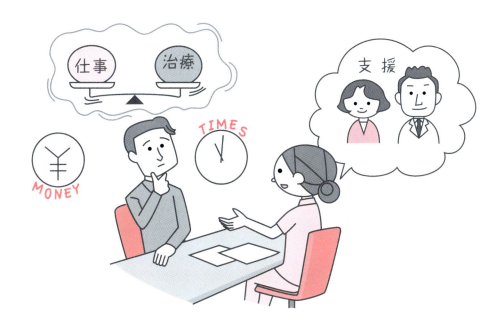

### 文　献
1) 「がんの社会学」に関する研究グループ：2013がん体験者の悩みや負担等に関する実態調査報告書．がんと向き合った4,054人の声．(2016) p.68-85

## 6 患者・家族をほっとさせる一言―緩和相談・支援

# ④がん患者の環境にかかわるフォローとアドバイス
## －ピアサポート

**ポイントはコレ！**

☞ ほかの体験者と出会い―自分一人ではないと思える！
☞ 語ることで気持ちの整理ができる！
☞ 自分の体験がほかの体験者の力になる！

###  ピアサポートとは

　ピアサポートは，同じような境遇や立場の方（peer）による支援（support）をいう。がん患者では，家族や友人には言いにくい悩みを誰にも言わずに抱えていることがある。しかし，がんを体験した者同士だからこそ「言葉を偽らずに不安やつらさを表現できた」と安心して話ができる場であり，体験した方の話を聴いて「ほっとした」と張りつめていた気持ちを解きほぐせる機会となる。ピアサポートはどちらか一方が支援を受けることではなく，話を聴いた側も，自分が試行錯誤しながら行ったこれまでの体験や生活の工夫を語ることで，自らの体験を意味づける機会となる。

### ピアサポートを受ける場や活動内容とは

　交流の場は，がん患者団体や行政，病院などの施設が主催する患者会，がんサロンがある。また，ピアサポートをするための知識を得て，ピアサポーターの認定資格を受けている方が支援の場を提供していることもある。
　ピアサポートの場は，運営者の目的に応じて，医療者抜きで患者同士じっくり語り合える場，ピアサポーターと個室で話せる場，疾患や気持ちの持ち方など知識を習得する機会を併せ持つ医療者が運営する場，医療者と患者が協働して企画運営している場などがある。また，募る参加者も，安心して思いが吐露できるよう，同じがんの種類のみを募る場，がんの種類を問わずに，患者，家族，遺族も参加して交流する場が用意されている。

###  ピアサポートの実際

①**話を聴いてもらう**：抱えている気がかりや不安を語ることで，気持ちを整理することが可能。一人では思い描けなかった，今できることをみつけられることもある。
②**話を聴く**：同じ体験者の話を聴くことで孤独から解放されたと感じたり，がん体験者の元気な姿に安心

することもある。
- ❸ **生活の工夫**：生活の中で直面する困ったことは，忙しい医療者に聞きにくいと感じることも多い。食事や運動，副作用への対処だけではなく，仕事や行政サービスなどの情報を得る機会にもなる。
- ❹ **集まる**：当初は不安を語らう場であっても，定期的に同じ場所で元気で会えること，気兼ねなくおしゃべりすることが気持ちを支える力となることもある。その一方で交流を深めた仲間の体調が悪くなり，気持ちが揺れる場合もある。

## ピアサポートを活用するためのコツ

- ❶ **参加のコツ（場の選び方）**：初めて参加する時は，どのような雰囲気なのか分からず不安に感じることもある。自分の話を聴いてほしい，自分は話せる準備はできていないががんを体験した人の話を聴いてみたい，再発の不安について語り合いたい，自分の体験を誰かの役に立てたい，知識を得たい，など，参加しようと思った目的や自分に合った場を選ぶことが大切。初回はご家族と参加してもよいかも知れない。がん体験のプロセスの中，心境も変化していくので，定期開催の会でも今は参加を控えたいという気持ちの時はお休みして自分を守ることも大切。
- ❷ **情報の取り方**：ほかの体験者の方の話を聴くことで，自分とは異なる価値観に触れることになる。同じがんでも治療法や生活の仕方（食事や運動など），病状の経過，受け止め方はそれぞれで，経過や体験を聞くことで安心することもあれば，自分と異なる経過を知って不安になることもあるだろう。中には治療に影響のある価値観が混在していることがあるので，ピアサポーターや医療者は，精度の高い情報を獲得する力をつけられるよう，参加者を支援する役割がある。

【師岡恵子】

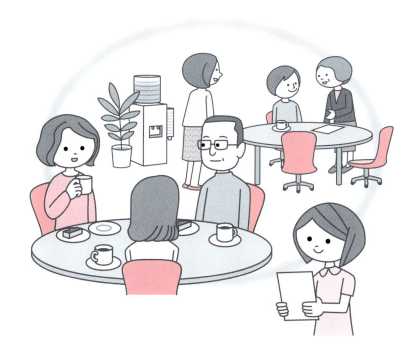

## 6 患者・家族をほっとさせる一言―緩和相談・支援

# ⑤家族の「喪失感」への対応
## ―グリーフケア

**ポイントはコレ！**

☞ 大事な人を失う「喪失感」は誰にでも起こる正常な反応だということを理解し，家族のつらさに共感して思いやりをもって関わる。

###  死別による喪失感とグリーフケア

　大事な人を失った家族は，悲嘆のプロセス[1]を辿って適応していく。数ヵ月経っても社会的な適応ができない場合は「複雑な悲嘆」と呼ばれ，専門家の治療的介入が必要となる。看護師が行うグリーフケア[2]は，優しく話を聴いたり，共感したりする情緒的介入と，家族の心身の状況をアセスメントして必要な知識を提供する情報的介入と言われている。

###  がん薬物療法を受ける患者の家族へのグリーフワーク

　治療の奏効率が悪くなっていく過程で，家族は死別を覚悟してくれるものと思いがちだが，あながちそうではない。例えば，血液疾患の薬物療法を長期に受けていた患者の妻は，予後告知を受けていても患者である夫が亡くなった時「こんなに早く亡くなるなんて」と驚いた。つまり，今まで治療で乗り越えてきた経過から「今度も大丈夫」という希望の方がまさっていたわけである。

　薬物療法を受けている患者の場合，死が身近に迫ってきた時期から家族のグリーフワークを支援していくことが大切となる。グリーフワークとは悲嘆の作業といい，死別による喪失を受け止めて感情を表出しながら適応していくこととされる。予後告知をされた後に家族の思いを傾聴したり，患者のケアを家族と一緒に行う過程での会話など，患者が生きているあいだの関わりも重要になってくる。

###  看取りの場面を整えることとグリーフケア

　家族にとって喪失の瞬間ともいえる患者の臨終の時の印象は，家族のグリーフワークにも影響をおよぼす。つまり，患者の闘病生活を「よく頑張った」と思って患者を看取れるのか，あるいは「苦しそうな患者に何もできなかった」「一人で逝かせてしまった」と家族が自分を責めるのとでは大きな違いがある。そこで，緩和ケアを提供することと，患者の予後予測を十分に行い，臨終の時を家族で過ごせるような配慮は重要となる。

　また，家族が死亡退院後に挨拶にみえた時は，今の心身の状態を家族へ尋ねるようにする。そして症状

があれば適切な医療機関への受診を，一人でつらい思いを抱え込んでいるようであれば近隣の「ソーシャルサポート」を紹介するなど，情報の提供を行うことが大切である。

## 家族をほっとさせる一言

ここでは患者の死が家族にとって突然と思われた事例と，家族が患者の死を覚悟していた事例を紹介し，家族にとって看護師の「ほっとさせる一言」を考えてみる。

**①突然の死を体験した患者の妻**：患者は60歳台で消化器がん薬物療法中だったが，数日前貧血で治療をスキップ，輸血予約日の朝に自宅で意識消失して心肺蘇生をしながら来院。妻は混乱されながらも来院の経緯を語られ，子供達も病院に向かっているとのことだった。到着を待って死亡宣告がされると妻は，「残された私はどうしたらいいの」と，茫然自失の状況となった。看護師が傾聴を続けると親の死別の時に通帳の名義変更で困ったことを思い出して困惑された。転居したばかりで住み慣れない環境ということも一因だった。その心配が解決し，今後の見通しがついた妻は初めて号泣された。妻の肩を支えていた看護師が，落ち着かれたところで妻の語りを聴いて感じたことを言葉にした。「ご主人はよく頑張られましたね」と声をかけると，妻は夫の闘病生活の思い出を語りながら「きちんと見送ろう」という思いに変わっていかれた。

**②息子の死を覚悟していた母**：患者は50歳台の肺がん患者。最後まで薬物療法に生きる希望をつなげていた。妻とは死別されていて70歳台の母親が最期を看取られた。死亡退院後に，その母親から無事に息子の葬式が終えた報告と，気持ちに区切りをつけた感謝の便りが届けられた。実はご遺体を霊安室にお送りする前，亡くなった息子を前にして硬い表情の母親を見かねた看護師が「どういう息子さんだったんですか？」と声をかけていた。すると，母親は走馬燈のように息子との思い出が蘇ったようで，看護師へ一気に語られたということであった。

　2つの事例を振り返ると「家族をほっとさせる一言」は，患者と家族との関係や置かれた状況によって異なる。共通していることは看護師が死別を体験している家族の思いを傾聴し，様子を観察する過程で伝わってきた家族のつらさに共感し，その時その場の状況から間合いをみて発せられた家族への思いやりの言葉といえよう。

【千﨑美登子】

---

＊参考：諸説はあるが，日本人のカウンセリングをされていたアルフォンス・デーケン先生による悲嘆のプロセスの12段階は次の通り。
①精神的打撃と麻痺状態，②否認，③パニック，④怒りと不当感，⑤敵意とルサンチマン（うらみ），⑥罪悪感，⑦空想形成，幻想，⑧孤独感と抑うつ，⑨精神的混乱とアパシー（無関心），⑩あきらめ－否認，⑪新しい希望－ユーモアと笑いの再発見，⑫立ち直りの段階

---

**文　献**
1) アルフォンス・デーケン：死を看取る．メヂカルフレンド社，東京(1986)p.255-274
2) 宮林幸江，関本昭治：初めて学ぶグリーフケア．日本看護協会出版会，東京(2012)p.24-27

# 7 チームで動くことの大切さ
## ― 医療をつなぐのに必要なこと

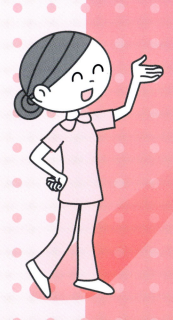

### 7 チームで動くことの大切さ—医療をつなぐのに必要なこと

# ①部署間での医療連携
## —最も身近な場所での「チーム医療」から始めよう

**ポイントはコレ！**

☞ チーム医療には，情報を共有し資源を利用して問題を解決していくコーディネーション機能が不可欠である。

☞ 複雑で困難性の高い問題を抱えるケアにおいては，専門チームや専門・認定看護師などのリソースをうまく利用して問題解決を行う。

☞ 外来，病棟，在宅などケアの場に相違があっても，患者の状況はプロセスでつながっていることを意識する。

## 現代のチーム医療

　超高齢社会の到来や医療の高度化・複雑化，情報化社会，人々の医療ニーズの多様化など，現代の医療は業務内容も増大し複雑化している。そのため医療現場では様々な専門知識や技術を持った人々が集まり，チームを組んで活動することが不可欠となった。看護職は領域を問わず多くの部署に配置され，患者や家族の最も近くに位置づけられている職種のひとつである。

## 看護職の部署間での連携

### ①看護職のチーム医療の構造

　がん患者は外来通院を継続する中で必要時に入院治療を受け，病状が進行してくると在宅療養を行うようになる。この「外来—病棟—在宅」の連携（図1）は患者ケアの柱であり，主科を中心として，患者がシームレスに医療や看護を受けられるようにつながることが必要である。その周りに配置されているのは，患者の状態や問題に合わせて必要となる専門チームである。

### ②部署間の連携とコーディネーション機能

　がん薬物療法は主科の外来で行われていることもあれば，病棟や通院治療室で行われることもあり，施設の事情，疾患や治療の内容によって相違がある。治療前の問診や様々な部署からの情報の集約など，その役割や機能を外来，病棟，通院治療室など，どこに置くことがスムーズな連携につながるかは，施設によって違いがあるだろう。

　また，放射線治療室，在宅支援，緩和ケアチーム，がんリハビリテーションチーム，口腔ケアチームなど，院内には様々なチームが存在し，がん患者の治療や生活を支援している。近年，専門チームの増加や複雑化に伴い，チーム医療におけるコーディネーション機能の不足が課題のひとつとなっている。コーディ

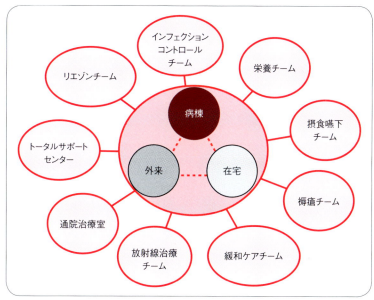

図1　チーム医療の構造

ネーターは患者や家族の情報を集約して問題や課題をアセスメントし，必要時に専門性の高いチームにつなぐなど，資源をうまく利用して問題を解決していく機能が求められる。筆者は患者ケアのコーディネーションの中心は，中長期入院患者は別として，当該科（主科）の外来にあると考えている。

### ③ジェネラリストとスペシャリスト

質の高い医療の提供や，複雑で困難性の高い問題を抱えるケアにおいては，その問題に専門的に関わる専門チームの介入が必要である。そこには専門・認定看護師や学会認定ナースなど専門性の高い看護師が配置されていることが多く，スペシャリストと呼ばれている。看護の現場はジェネラリストとスペシャリストが協働してケアにあたることで，その患者に必要なケアが提供される仕組みになっている。ジェネラリストは全てのケアの場面で患者や家族の状況を把握しており，スペシャリストをうまく利用して問題解決を行い，医療をつないでいく要である。

## 「つなぐ」うえで必要なこと

### ①看護はつながっていることを意識する

近年の医療の現場は，業務の増大と多忙化が課題となっており，まずは目の前の仕事を正確に安全に行うことが求められる。自分の部署から患者が退室すると，そこでケアは終了したように感じる人もいるかもしれないが，患者のケアは決して終わっていない。

患者の状況がプロセスでつながっていることを意識するためには，「現在」の状況を考える時に，「これまでの状況」にも視点をおいてアセスメントを行い，病状，治療や生活状況などから「先の予測」を踏まえて，「現在」を考える視点を持つことである。「看護はつながっている」ことを意識すると，全体性を捉える視点も広がる。

### ②意図的な情報の共有

チーム医療では良好な情報の共有が要のひとつである。そのため，自らが持つ情報を誰に伝えて検討すべきなのか，どの情報が今後の方針やケアに必要なのか，チームで共有すべき情報を見極めて必要な部署にタイムリーにつなぐ力が求められる。

### ③チーム力を高めるための取り組み

ある目的や目標に向かって活動を行うチームは，様々な経験を重ねて成長していくものである。篠田[1]はチームマネジメントを高める技術について述べているが，この内容はチームの力を高める取り組みにつながると考え，最後に紹介したい。

- ●カンファレンスをチーム作りの場とする
- ●ファシリテーション技術によってチーム力の向上を図る
- ●チームの危機を乗り切るコンフリクト・マネジメントの機能を持つ
- ●実践知を磨き，チームをつくる参加型事例検討を行う

【近藤まゆみ】

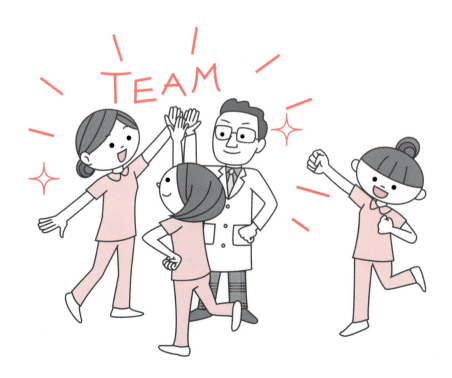

**文献**

1) 篠田道子：他職種連携を高めるチームマネジメントの知識とスキル．医学書院，東京(2011)p.41-67

**Memo**

**7 チームで動くことの大切さ―医療をつなぐのに必要なこと**

# ②職種間での医療連携
## ―多職種間の連携をより密にするには

**ポイントはコレ！**

☞ お互いの職能を理解・尊重し，適切に役割を分担していく。
☞ 共通の問題や目標を職種間で共有しておく。
☞ 情報を共有する。

　医療機関には医師や看護師・薬剤師のほか，管理栄養士やメディカルソーシャルワーカー，理学療法士，臨床工学技士など様々な専門職種が集まり，専門職としての役割拡大への期待が高まっている。
　チーム医療の推進により，最近では多職種で構成する緩和ケアや栄養サポートチーム，呼吸ケアチーム，退院支援チームなど組織横断的に活動する専門チームが増え，また看護師の中にも専門看護師や認定看護師，学会認定看護師など専門領域での資格があるなど，連携を必要とする機会が増えた。特にがん化学療法の領域では様々な治療薬の開発と効果によって治療期間が延びており，患者は在宅や地域の中で就労など様々な問題に直面しながらも役割を果たし治療を行っている。
　そういった多様性・多面性のある状況の中，社会のニーズに対応し医療の質を高めると共に，限られた医療資源の中でより効率的な医療サービスを提供するためには，チーム医療をうまく機能させ，様々な職種と連携していくことが必要となる。現在の医療環境の中で，多職種がそれぞれ連携し役割を発揮していくために必要なことは何であろうか？

### お互いの職能を理解・尊重し，適切に役割を分担していく

　自分たちのチームにどんな職種の人がいて，何の資格や責務を持ってどのような仕事をしているかを理解する。そして職種間で適切に仕事を分担し，進捗状況を確認し合い，再配分していくことが必要となる。価値観の相違から対立したり，衝突することはやむを得ないことではあるが，お互いの能力の多様性と限界を理解し，対立する意見に対応し，互いに協調・補完し合い，それぞれの力を最大限に引き出し，問題を解決し，患者サービスに成果を挙げていくことが大切となる。
　特に看護師は患者の最も身近な支援者であり，患者と多職種間の調整役として，連携をより密にするためのスキルを身につけていくことが必要である。
　多くの患者情報の中から，チームにとって必要な情報が何かを整理，分析（アセスメント）し，エビデンスに基づいて患者の問題を見極めるスキルが必要であるため，薬物療法についての知識・技能はもちろんのこと，対人関係の理解や関係構築のための能力を日頃より身につけていくことが大切である。

## 共通の問題や目標を職種間で共有しておく

患者がより安全で質の高い医療を受けられることが，医療チームの最大の目標となる。

自分たちのチームの目的・目標・成果を明確にし，患者にとって問題となることは何かを確認し，チームや職種間で共有する。職種によって考え方や目標のずれなどが生じることはあろうが，異なる意見を持つことは当たり前のことであり，話し合い，確認していく過程が大切なことと考える。

## 情報を共有する

様々な患者の病態や環境などの状況に応じて，的確に患者の問題に対応した医療を提供するためには，様々なツールを活用し，必要な情報をチーム全体で共有することが必要である。

特に，カンファレンスや事例検討会などは，多くの専門職とともに考える機会となり，また自分の専門以外の情報を得たり，ネットワークを作る良い機会となる。効果的な運営を行うことで，意見を引き出し，職種間の相互理解を深めたり，多面的な分析や検討により，問題を明確にすることが可能となる。

薬物療法においては瞬時に判断し，適切な処置や患者指導などを行わなければならない機会が多く，各々の専門職としての自律性が求められる。日頃から多職種連携体制を構築しておくことが必要といえよう。

チーム医療を推進する役割を発揮することのできる看護職を目指して頂きたい。

【猪井章子】

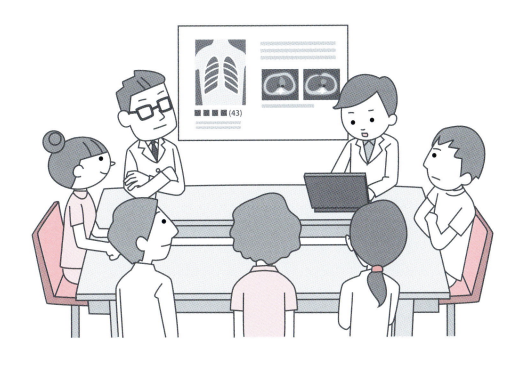

# 7 チームで動くことの大切さ—医療をつなぐのに必要なこと

## ③地域との医療連携
— かかりつけ医，訪問看護ステーション，福祉施設などとの連携のために

**ポイントはコレ！**

☞ 患者だけでなく，患者を取り巻く環境にも留意すること。
☞ かかりつけ医／訪問看護ステーション／ケアマネージャー／福祉施設それぞれの持つメリット，デメリットを熟知して，連携を取っていく。

　がん患者が治療を継続できるためには，第一に療養生活が安定していることが重要となる。しかし，治療の副作用や疾病の進行によるADLの低下，それに伴う家族内の役割機能の変化，就労など社会的役割の遂行危機など，がんと向き合いながらの生活は常に変化していく。医療者はその点に留意して関わる必要があるだろう。がん患者を支えるということはその「人」の生活・生き方・人生を支えることでもあると捉え，その「人」単体でなく，その人を取り巻く環境にも焦点を当てて関わることが望まれる。

　また，医療制度の充実や医療技術の進歩による長寿化，少子化の進行に伴う若年層の減少により高齢者率は上昇し，2060年には国民の約2.5人に1人は65歳以上の社会となるという予測（平成28年度版高齢社会白書）から，医療提供のあり方を見直す必要が生じている。医療の機能分化，在宅医療の推進がうたわれ，個人主義的な文化の広がりによる価値観の多様化ともあいまって，医療者には，ただ一般的に推奨される医療を提供するのではなく，対象となる患者がいかにその人らしく生活していけるのかを考えながら支援することが求められている。

　がんは慢性疾患化してきており，医療だけでは解決できない様々な生活の課題を生じさせる。したがって，がん患者「本人」を中心に，がんに対する積極的治療を中心に行う病院と，日常的な療養のサポートをするかかりつけ医との役割分担，療養生活を支える訪問看護師，日常生活を支える福祉施設やヘルパーなど介護資源を有効に活用し，医療・介護・福祉それぞれの得意分野を活かした多面的な支援体制を整えることが重要となる。

　以下，地域の医療・社会資源と連携をしていくにあたり，知っておくとよい資源と機能について述べる。

## かかりつけ医

　日常的な体調管理や療養の医療対応を行う。高次機能病院に受診するほどでもない風邪などの症状の対応や，診察の結果で高次機能病院での受診が必要な際に，受診の動機づけを図り，早期発見早期介入の役割を担っている。積極的治療が難しくなってくると，高次機能病院への通院が患者の負担になることもあり，近医であるかかりつけ医に対症療法を依頼する場合もある。外来通院だけでなく，自宅への訪問診療を行う医療機関もある。どのような病気であっても総合的に伴走者のように関わってくれる身近な医療サポーターとなるだろう。

●在宅療養支援診療所・在宅療養支援病院

　在宅医療を担う医療機関として中心的役割を果たしているのが，在宅療養支援診療所，在宅療養支援病院である。一般的には治療期後半または，近い将来治療期を過ぎると予測される時期に利用することが多い。
　①24時間連絡を受けられる医師または看護職員がいる。
　②24時間にわたり往診が可能な体制にある。
　③24時間にわたり訪問看護が可能な体制にある。
　④他の医療機関との連携によって病床を確保し，在宅の患者の緊急入院に対応できる。
　⑤地域の福祉サービスなどとも連携し，福祉サービスの紹介もできる。
　在宅医療の場合は，本人の住み慣れた環境の中で医療を受けられることがメリットとなる。限りある時間を穏やかに過ごしたい場合には，こういった機関につながるのが良いだろう。訪問看護看護師や訪問薬局と連携しながら，多職種で支援していくことも可能。

## 訪問看護ステーション

　自宅近辺の地域の看護師。療養生活が安定して過ごせているか，病気の症状で困っていることはないかといった療養状況の看守りに加え，薬の飲み方，栄養・食事のとり方，家族に向けた介護の方法のアドバイス，精神的サポートなどを担う。病状安定期は2週もしくは週1回，不安定期には状況に応じて訪問回数を増やすことが望まれるため，定期的に情報交換をすることが重要となる。末期になってくるとより細やかな支援が必要となってくるため，24時間対応の事業所を選定することが望ましい。

## ケアマネージャー

　病気の人という医療視点ではなく，在宅での生活が継続できるよう生活視点で関わる。自宅をより快適に住みやすくする福祉用具や住宅改修，家事援助や入浴，排泄などの身体介助の人的資源（ヘルパー）を介護保険制度を活用して整える。患者の生活の場に直接関わるため，病院の場では顕在化しにくい課題への気づきがみられたり，本人や家族の本当の思いや生活状況を把握していることがある。

## 福祉施設など

　有料老人ホーム，グループホーム，介護付高齢者住宅など，最近は様々な形の療養の施設ができている。施設利用の際には，施設の特徴，人員配置（特に看護体制），協力医療機関の有無，施設内で対応できる医療行為の内容などを確認し，どこまで施設が対応できるものなのか，施設での対応の限界が生じた場合にどのようにするのか，本人家族も含めて共有しておくことが重要である。

【亀澤有子】

# 索引

## 【あ行】

| | |
|---|---|
| 悪液質 | 24 |
| アドヒアランス | 52 |
| アナフィラキシー | 83 |
| ──ショック | 52, 62, 72, 83 |
| アファチニブ | 47, 124 |
| アルキル化薬 | 116 |
| アルブミン懸濁型パクリタキセル | 54 |
| アレルギー(症状) | 52, 66, 83 |
| 胃がん | 52 |
| イダルビシン | 70 |
| イマチニブ | 19, 75 |
| イリノテカン | 121, 124 |
| 医療安全管理体制 | 37 |
| 院内・外の他職種機関 | 32 |
| インフォームドコンセント | 28 |
| インフュージョンリアクション | 42, 51, 72, 82 |
| うつ病 | 140 |
| 栄養管理 | 24, 108 |
| 栄養障害 | 24 |
| エルロチニブ | 114, 124 |
| 炎症性抗がん薬 | 46, 55, 58, 85, 86 |
| 嘔吐 | 94 |
| オキサリプラチン | 52, 66, 82, 112 |
| オピオイド | 122, 135 |
| 悪心 | 94 |
| オリエンテーション | 101 |

## 【か行】

| | |
|---|---|
| 外来薬物療法 | 134 |
| かかりつけ医 | 158 |
| かつら | 119 |
| 過敏反応 | 62, 64, 82 |
| カペシタビン | 52, 104, 108, 124 |
| カルボプラチン | 62, 82 |
| がんゲノム医療 | 19 |
| がんサロン | 146 |
| 間質性肺炎 | 42, 92 |
| ──発症のリスク | 93 |
| がん患者自身による治療決定 | 30 |
| がん患者団体 | 146 |
| 患者会 | 146 |
| 患者・家族支援 | 28 |
| 患者とのパートナーシップ | 32 |
| がん治療の質 | 11 |
| がんの痛み | 26 |
| がん薬物療法 | 10, 14 |
| ──の看護 | 10 |
| ──の説明 | 18 |
| ──の定義 | 14 |
| ──の適応 | 16 |
| ──の目的 | 15 |
| 起壊死性抗がん薬 | 85, 135 |
| キナーゼ阻害薬 | 104 |
| 急性悪心・嘔吐 | 95 |
| 急性骨髄性白血病 | 70 |
| 急性腎不全 | 124 |
| 急性肺障害 | 92 |
| グリーフケア | 148 |
| グリーフワーク | 148 |
| ケアマネージャー | 159 |
| 経口薬 | 130, 132 |

| | | | |
|---|---|---|---|
| 血液毒性 | 44, 54 | 手術の後遺症 | 52 |
| 血管外漏出 | 64, 73, 85, 135 | 腫瘍崩壊症候群 | 70, 73, 75 |
| ——(疑い)時対処フロー | 87 | 消化管穿孔 | 61, 62, 134 |
| ——のリスク因子 | 88 | 消化器毒性 | 44 |
| 血小板数低下 | 91 | 症状マネジメント | 29, 139 |
| 血栓塞栓症 | 17, 134 | 情報の共有 | 154, 156 |
| ゲフィチニブ | 93, 124 | 食事療法 | 24, 125 |
| ゲムシタビン | 54, 58 | 職種間での医療連携 | 156 |
| 下痢 | 47, 60, 124, 135 | 食道がん | 44 |
| 倦怠感 | 100 | 食欲不振 | 27, 54, 140 |
| | | 心機能障害 | 76, 97 |
| 5(6)R | 36 | 腎細胞がん | 60 |
| 抗EGFR阻害薬 | 104 | 腎障害 | 44, 58 |
| 抗HER2抗体薬 | 50 | 身体的苦痛 | 138 |
| 抗がん薬の取扱い | 36 | 身体的支援 | 138 |
| 抗がん薬曝露 | 38 | 心毒性 | 73, 98 |
| 口腔ケア | 44, 108 | | |
| 口腔粘膜炎 | 108 | 膵がん | 54 |
| 口腔粘膜障害 | 108 | スキンケア | 42, 53, 105 |
| 高血圧 | 60, 63, 97 | スクエアカット | 114 |
| 好中球減少(好中球数低下) | 58, 65, 91 | スニチニブ | 60 |
| 姑息的薬物療法 | 14 | スペシャリスト | 153 |
| 骨髄抑制 | 54, 61, 63, 64, 70, 78, 90 | | |
| 個別化治療 | 19 | 生活の質(QOL) | 10, 14, 22, 24, 26, 118 |
| | | 性機能障害 | 116 |
| 【さ行】 | | 精神科的治療 | 99, 112, 140 |
| | | 精神症状 | 140 |
| 在宅治療 | 130 | 精神的支援 | 140, 142 |
| ——中に起こり得る問題 | 130 | 制吐薬 | 94, 125 |
| 殺細胞性抗がん薬 | 14 | セツキシマブ | 42, 104, 108, 114 |
| | | 赤血球数低下 | 91 |
| ジェネラリスト | 153 | 全人的な痛み(トータルペイン) | 26 |
| シクロホスファミド | 72, 75, 94 | 前立腺がん | 64 |
| 支持療法 | 44, 133 | | |
| シスプラチン | 44, 58, 94, 100, 111 | 爪囲炎 | 67, 104, 114 |
| シタラビン | 70 | 喪失感 | 148 |
| 社会的苦悩 | 143 | 相対治療強度 | 22 |
| 社会的支援 | 143 | | |
| 集中治療的薬物療法 | 14, 17 | 【た行】 | |
| 就労支援 | 33, 143 | | |
| ——専門家との連携 | 145 | 大腸がん | 66 |

| | |
|---|---|
| ダウノルビシン | 75, 85 |
| タキサン系薬剤 | 82 |
| 脱水 | 48, 124 |
| 脱毛 | 50, 63, 65, 116, 118 |
| 　——ケア | 120 |
| 　——の発現時期 | 119 |
| 多発性骨髄腫 | 78 |
| 胆道がん | 58 |
| | |
| 地域連携（地域との医療連携） | 32, 158 |
| 遅発性悪心・嘔吐 | 96 |
| 遅発性副作用 | 134 |
| チーム医療 | 152, 156 |
| 治療強度 | 22 |
| 治療決定（選択）のサポート | 30 |
| | |
| 爪の切り方 | 114 |
| | |
| 手足症候群 | 52, 60, 104 |
| テガフール・ギメラシル・オテラシルカリウム | 108, 124 |
| 適応障害 | 140 |
| デキサメタゾン | 78, 94 |
| テーピング法 | 67, 114 |
| 電解質異常 | 124 |
| | |
| 頭頸部がん | 42 |
| 疼痛コントロール | 108 |
| ドキソルビシン | 72, 82, 85, 95, 97 |
| ドセタキセル | 44, 50, 64, 82, 85, 118, 124 |
| トポイソメラーゼ阻害薬 | 121 |
| ドライバー・オンコジーン | 19 |
| トラスツズマブ | 50, 82, 97, 98 |

**【な行】**

| | |
|---|---|
| 内分泌療法薬 | 14 |
| | |
| 乳がん | 19, 23, 50 |
| 妊孕性 | 116 |

**【は行】**

| | |
|---|---|
| バイオマーカー | 16, 19, 20 |
| 肺がん | 21, 47 |
| 肺障害 | 79, 92 |
| 排便回数の減少 | 121 |
| パクリタキセル | 62, 82, 85, 118 |
| 曝露防止対策 | 38 |
| 播種性血管内凝固症候群（DIC） | 70 |
| 白血球数低下 | 91 |
| 発熱 | 54, 82, 90, 92, 134 |
| 発熱性好中球減少症 | 70, 76, 90, 134 |
| パニツムマブ | 66, 82, 104, 114 |
| | |
| ピアサポーター | 146 |
| ピアサポート | 146 |
| 非炎症性抗がん薬 | 85 |
| 微小管阻害薬 | 110, 121 |
| 皮疹 | 82, 104 |
| 皮膚障害 | 66, 104 |
| 皮膚症状 | 42, 104 |
| 疲労 | 100 |
| ビンクリスチン | 72, 75, 85, 121 |
| | |
| 不安・抑うつ | 140 |
| | |
| フィラデルフィア染色体陽性急性リンパ性白血病 | 75 |
| 副作用 | 10 |
| 　——症状への理解 | 132 |
| 服用目的 | 132 |
| 福祉施設 | 159 |
| 部署間での医療連携 | 152 |
| プラチナ系薬剤 | 82, 116 |
| フルオロウラシル | 44, 66, 108, 124 |
| プレシジョン・メディシン | 20 |
| プレドニゾロン | 72, 75 |
| 分子標的治療薬 | 14, 19 |
| | |
| ベバシズマブ | 62, 98, 134 |
| ヘモグロビン値低下 | 91 |

| | | | |
|---|---|---|---|
| ペルツズマブ | 50 | BD 療法 | 78 |
| 便秘 | 121 | | |
| ——の予防 | 121 | CapeOX 療法 | 52 |
| | | CD20陽性びまん性大細胞型 B 細胞性リンパ腫 | 72 |
| 訪問看護ステーション | 33, 159 | Cmab ＋ RT 療法 | 42 |
| 補助化学療法 | 14 | | |
| ポート | 25, 67 | DCF 療法 | 44, 108 |
| ボルテゾミブ | 78 | Does-Dense 治療 | 22 |
| ホルモン薬 | 14, 19 | Dose-Intensity | 22 |
| **【ま行】** | | | |
| 末梢神経障害（症状） | 52, 66, 78, 110 | FOLFOX ＋ Pmab 療法 | 66 |
| 免疫チェックポイント阻害薬 | 14, 19 | GEM ＋ CDDP 療法 | 58 |
| | | GEM ＋ nab-PTX 療法 | 54 |
| モノクローナル抗体 | 82 | | |
| | | HER2陽性進行・再発乳がん | 50 |
| **【や行】** | | | |
| 薬物療法が効きにくくなる | 28 | IDR ＋ Ara-C 療法 | 70 |
| 役割分担 | 158 | | |
| | | JALSG Ph（＋）ALL202レジメン | 75 |
| 指差し呼称 | 36 | | |
| | | *KRAS* 遺伝子野生型 | 66 |
| 予測性悪心・嘔吐 | 96 | | |
| 用法・用量，投与スケジュールの理解 | 132 | PS（performance status） | 17 |
| **【ら行】** | | QOL（生活の質） | 10, 14, 22, 24, 26, 118 |
| 卵巣がん | 62 | ——の低下 | 124 |
| | | ——への影響 | 130 |
| リツキシマブ | 72, 82 | | |
| | | R-CHOP 療法 | 72, 108 |
| レジメンの減量 | 23 | RDI（Relatibe Dose-Intensty） | 22 |
| レボホリナート | 66 | | |
| 連絡すべき症状 | 134, 135 | SHARE | 18 |
| 漏出部位の処置 | 88 | TC ＋ BEV 療法 | 62 |
| ローディング・ドーズ | 50 | | |
| | | VEGF 阻害薬 | 97 |
| **【英文】** | | | |
| | | WHO 方式がん疼痛治療法 | 26 |
| Advance Care Planning | 29 | | |

| | | |
|---|---|---|
| がん薬物療法の看護　すぐに学びたいケアのアレコレ | | 定価（本体2,800円＋税） |
| 2018年10月20日発行 | 監修者 | 佐々木治一郎 |
| | | 益田典幸 |
| | 発行者 | 伊藤秀夫 |

発行所　株式会社　ヴァン メディカル

〒101-0051　東京都千代田区神田神保町2-40-7　友輪ビル

TEL 03-5276-6521　FAX 03-5276-6525

振替口座　00190-2-170643

ⓒ2018 Printed in Japan

印刷・製本　広研印刷株式会社

ISBN978-4-86092-133-0 C3047

- 本書に掲載する著作物の複製権・翻訳権・上映権・譲渡権・公衆送信権（送信可能化権を含む）は株式会社ヴァンメディカルが保有します。
- JCOPY ＜（社）出版者著作権管理機構 委託出版物＞
- 本書の無断複製は著作権法上での例外を除き禁じられています。複製される場合は，そのつど事前に，（社）出版者著作権管理機構（電話 03-5244-5088，FAX 03-5244-5089，e-mail：info@jcopy.or.jp）の許諾を得てください。